名侦探 柯南

科学营地系列

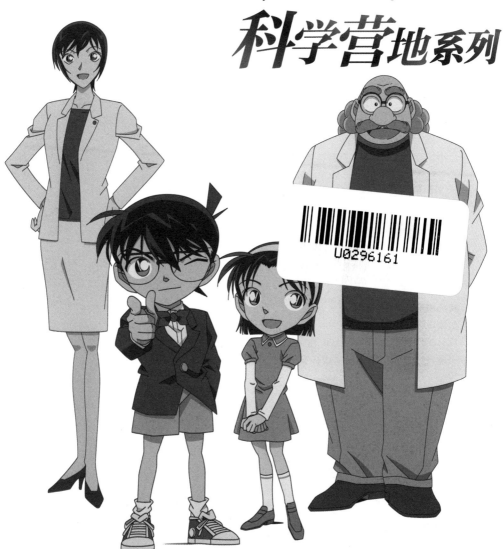

10 探秘医学

知信阳光 编

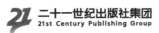

二十一世纪出版社集团
21st Century Publishing Group

图书在版编目（CIP）数据

探秘医学 / 知信阳光编 . — 南昌：二十一世纪出
版社集团，2022.11
（名侦探柯南 . 科学营地系列；10）
ISBN 978-7-5568-6836-0

Ⅰ . ①探… Ⅱ . ①知… Ⅲ . ①医学 – 儿童读物 Ⅳ .
① R–49

中国版本图书馆 CIP 数据核字（2022）第 186098 号

名侦探柯南 科学营地系列 10 探秘医学
MINGZHENTAN KENAN KEXUE YINGDI XILIE 10 TANMI YIXUE

知信阳光 编

出 版 人	刘凯军
编辑统筹	方 敏
责任编辑	袁 蓉
特约编辑	程晓波
封面设计	高 磊
设计制作	北京知信阳光文化发展有限公司
出版发行	二十一世纪出版社集团（江西省南昌市子安路 75 号　330025）
网　　址	www.21cccc.com
经　　销	全国各地新华书店
印　　刷	深圳市福圣印刷有限公司
版　　次	2022 年 11 月第 1 版
印　　次	2022 年 11 月第 1 次印刷
开　　本	720 mm×960 mm　1/16
印　　张	8
印　　数	1~15,000 册
字　　数	100 千字
书　　号	ISBN 978-7-5568-6836-0
定　　价	25.00 元

赣版权登字 -04-2022-523
购买本社图书，如有问题请联系我们：扫描封底二维码进入官方服务号。
服务电话：0791-86512056（工作时间可拨打）；服务邮箱：21sjcbs@21cccc.com。

致小读者

　　离奇的第一案发现场，盘根错节的线索链条，使得案件的侦破过程充满曲折、瞬息万变，稍有不慎可能就会行差踏错，让凶手逍遥法外。

　　柯南每次身处陌生的环境展开调查时，都在和凶手比速度，他必须以最快的速度掌握案件的最新情况。柯南展现了成为一名优秀侦探必备的素养之一——敏捷力。

　　在《两副面孔》中，一家二手交易公司惊现一具烧焦的尸体，警方通过比对DNA，很快确定了死者的身份。但柯南发现，有人利用DNA鉴定，将警方引向了错误的方向。

　　在《剧毒蜘蛛的陷阱》中，一只黑寡妇蜘蛛的尸体是如何致人死亡的呢？凶手想要伪造成意外事故，但柯南发现了杂志刊登的照片中的破绽。

　　在《死了两次的男人》中，被害人罹患癌症，寿命只剩半年，这一事实成为两名犯罪嫌疑人洗脱嫌疑的有利证据，也让凶手的"完美计划"出现破绽。

　　在《列车手法意外事件》中，凶手用静脉注射的方式作案，还镇定自若地与警方周旋，以为能瞒天过海，但还是被柯南发现了让他无法诡辩的罪证。

　　而在《诡计VS魔术》中，凶手仗着自己魔术师的身份，以为作案也能像表演一样，神不知鬼不觉。还好柯南发现了魔术机关中的反常构造，在仔细查证后，锁定了凶手。

　　医疗科学的发展，不仅给案件的侦破提供了便利，更为我们的生活提供了高质量的保障。

　　如果你想要探索医学的奥秘，不妨打开这本书，与柯南他们一起领略医疗科学的魅力吧！

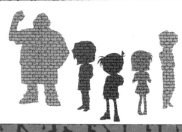

登场人物

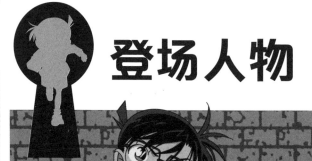

江户川柯南

　　真实身份是天才高中生侦探——工藤新一，擅长足球、滑板和推理。在被黑衣人灌下毒药APTX4869后身体缩小，变成一年级小学生的样子。工藤新一只好化名江户川柯南，寄宿在毛利兰家中。

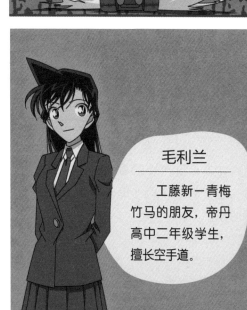

毛利兰

　　工藤新一青梅竹马的朋友，帝丹高中二年级学生，擅长空手道。

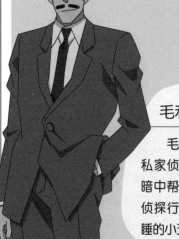

毛利小五郎

　　毛利兰的父亲，私家侦探。在柯南的暗中帮助下，跻身名侦探行列，人称"沉睡的小五郎"。

小岛元太

帝丹小学一年级学生，柯南的同班同学。食量超级大，最喜欢吃鳗鱼饭。

吉田步美

帝丹小学一年级学生，柯南的同班同学。好奇心旺盛，还是个爱哭鬼，很喜欢柯南。

圆谷光彦

帝丹小学一年级学生，柯南的同班同学。爱学习，爱思考，知识渊博。

灰原哀

曾是黑衣组织成员，毒药 APTX4869 的研发者。为脱离组织而服下毒药，变成小学生模样。

少年侦探团其他成员

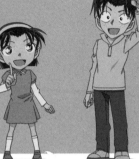
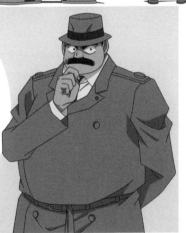

目暮警官

东京警视厅搜查一科的警官，与毛利小五郎是故交。

高木涉

东京警视厅搜查一科刑警，目暮警官的部下。

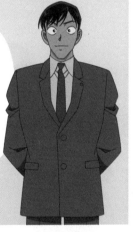

小林洋介

一名崇拜毛利小五郎已久的铁路警察。

佐藤美和子

东京警视厅搜查一科刑警，目暮警官的部下。

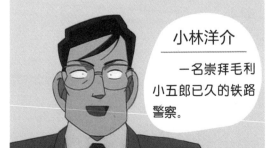
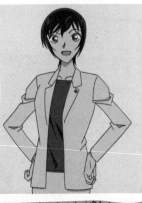

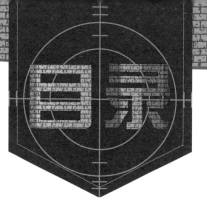

目录

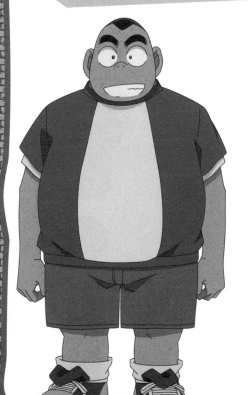

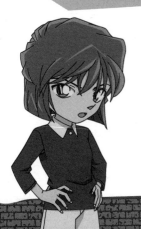

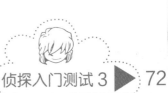

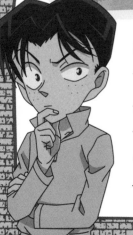

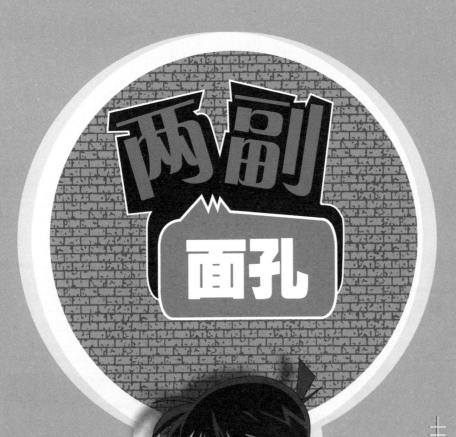

两副面孔

侦探之眼

凶手会说谎，
但 DNA 不会。

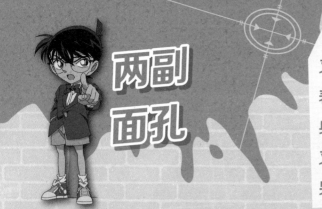

两副面孔

失踪的武藤一诚刚被找到，却又突然死亡。案发现场的种种迹象表明，凶手想要极力隐瞒被害人的身份，但从穿着来看，死者的身份又一目了然。这是凶手大意，还是另有隐情？

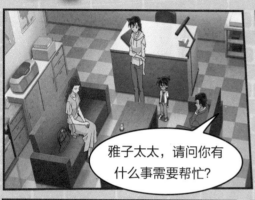

雅子太太，请问你有什么事需要帮忙？

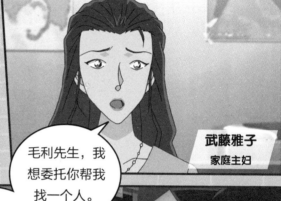

武藤雅子
家庭主妇

毛利先生，我想委托你帮我找一个人。

就是我的丈夫，武藤一诚。

武藤一诚
个体经营者

前几天，我和几个朋友在外面吃饭。

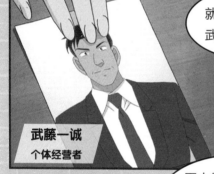

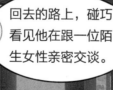

回去的路上，碰巧看见他在跟一位陌生女性亲密交谈。

我很好奇他们是什么关系，就决定跟上去看看。

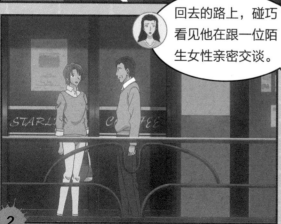

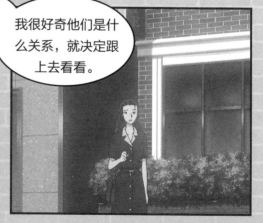

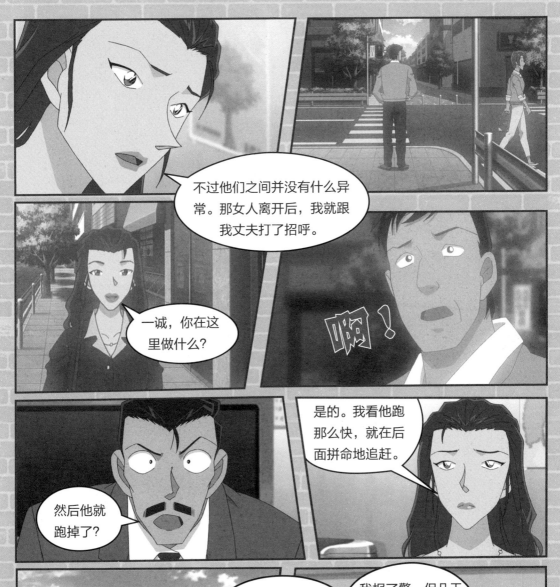

不过他们之间并没有什么异常。那女人离开后,我就跟我丈夫打了招呼。

一诚,你在这里做什么?

啊!

是的。我看他跑那么快,就在后面拼命地追赶。

然后他就跑掉了?

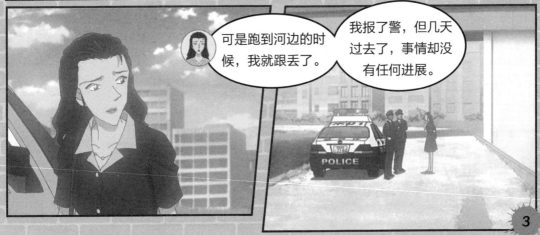

可是跑到河边的时候,我就跟丢了。

我报了警,但几天过去了,事情却没有任何进展。

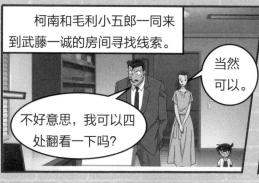

柯南和毛利小五郎一同来到武藤一诚的房间寻找线索。

当然可以。

不好意思，我可以四处翻看一下吗？

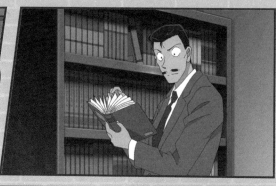

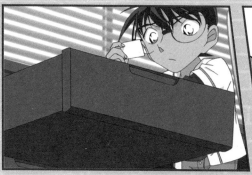

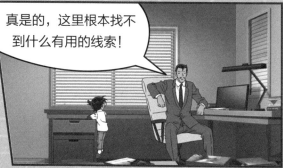

真是的，这里根本找不到什么有用的线索！

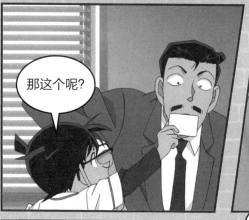

那这个呢？

株式会社　武藤贸易
CEO
武藤　一诚
MUTO ISSE

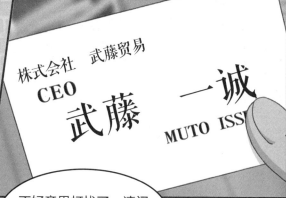

不好意思打扰了，请问武藤贸易公司的武藤先生在吗？

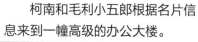

柯南和毛利小五郎根据名片信息来到一幢高级的办公大楼。

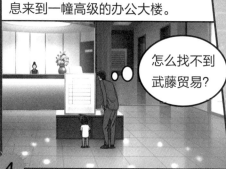

怎么找不到武藤贸易？

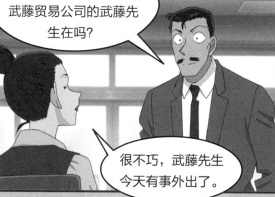

很不巧，武藤先生今天有事外出了。

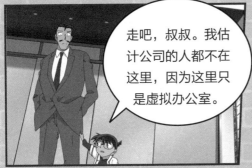

走吧，叔叔。我估计公司的人都不在这里，因为这里只是虚拟办公室。

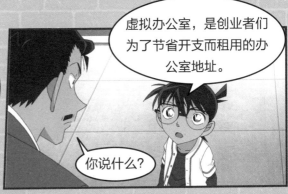

虚拟办公室，是创业者们为了节省开支而租用的办公室地址。

你说什么？

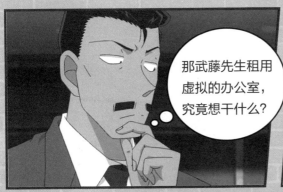

那武藤先生租用虚拟的办公室，究竟想干什么？

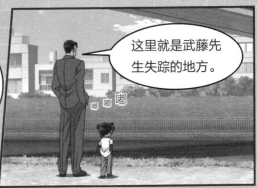

这里就是武藤先生失踪的地方。

嘟 嘟 嘟

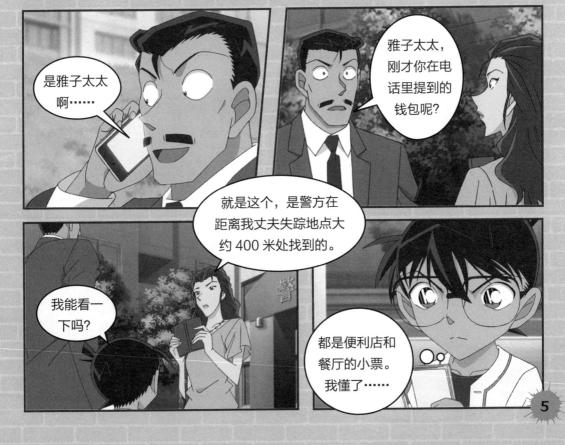

是雅子太太啊……

雅子太太，刚才你在电话里提到的钱包呢？

就是这个，是警方在距离我丈夫失踪地点大约 400 米处找到的。

我能看一下吗？

都是便利店和餐厅的小票。我懂了……

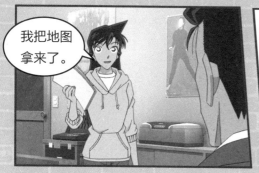

我把地图拿来了。

小兰姐姐，我来读小票上的店铺名字，你在地图上标记下来吧。

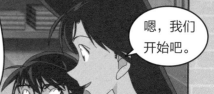

嗯，我们开始吧。

原来如此，这说明武藤先生最近就在这附近活动。

只要用这个，就能确定他大概在什么地方。

圆规？

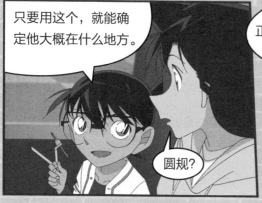

除了买一些特殊商品，正常人去便利店或饭店，一般都会选择离自己最近的店吧？

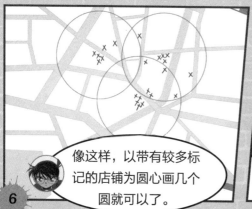

像这样，以带有较多标记的店铺为圆心画几个圆就可以了。

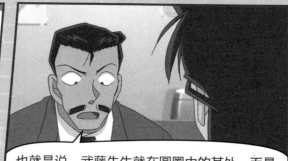

也就是说，武藤先生就在圆圈中的某处，而最有可能的藏身点就在三个圆圈重叠的地方。

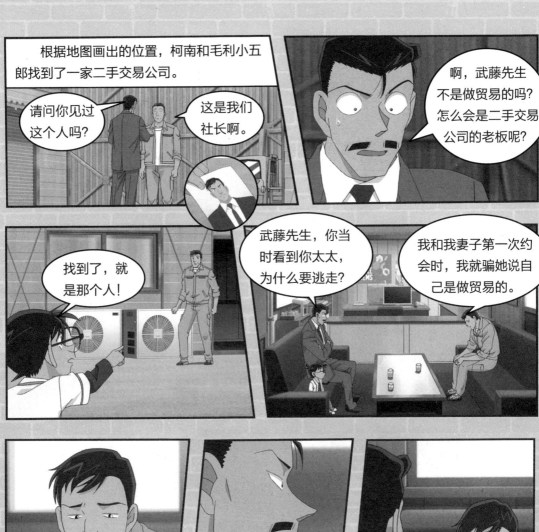

根据地图画出的位置，柯南和毛利小五郎找到了一家二手交易公司。

请问你见过这个人吗？

这是我们社长啊。

啊，武藤先生不是做贸易的吗？怎么会是二手交易公司的老板呢？

找到了，就是那个人！

武藤先生，你当时看到你太太，为什么要逃走？

我和我妻子第一次约会时，我就骗她说自己是做贸易的。

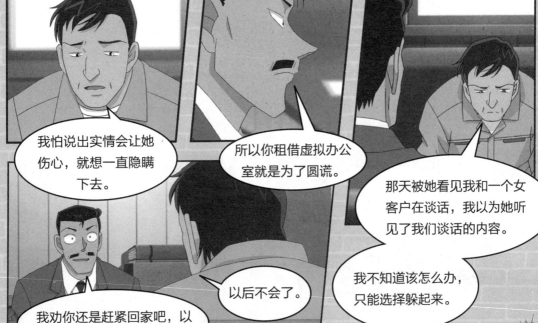

我怕说出实情会让她伤心，就想一直隐瞒下去。

所以你租借虚拟办公室就是为了圆谎。

那天被她看见我和一个女客户在谈话，我以为她听见了我们谈话的内容。

我劝你还是赶紧回家吧，以后不要再说谎了。

以后不会了。

我不知道该怎么办，只能选择躲起来。

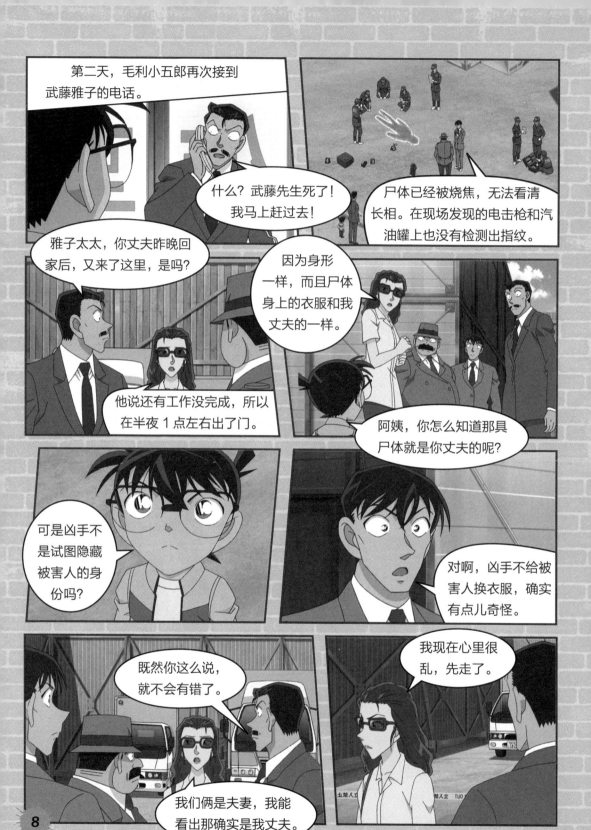

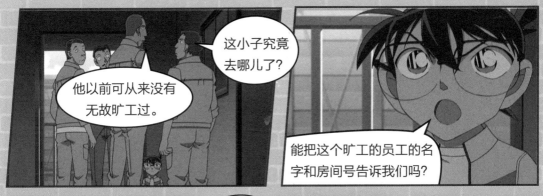

这小子究竟去哪儿了?

他以前可从来没有无故旷工过。

能把这个旷工的员工的名字和房间号告诉我们吗?

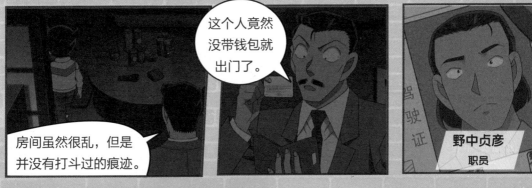

这个人竟然没带钱包就出门了。

房间虽然很乱,但是并没有打斗过的痕迹。

野中贞彦
职员

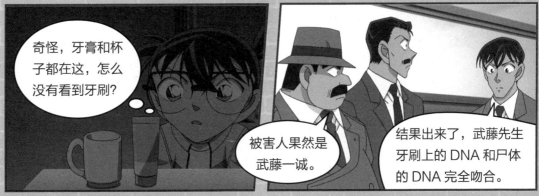

奇怪,牙膏和杯子都在这,怎么没有看到牙刷?

被害人果然是武藤一诚。

结果出来了,武藤先生牙刷上的 DNA 和尸体的 DNA 完全吻合。

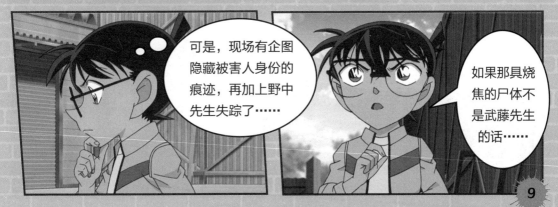

可是,现场有企图隐藏被害人身份的痕迹,再加上野中先生失踪了……

如果那具烧焦的尸体不是武藤先生的话……

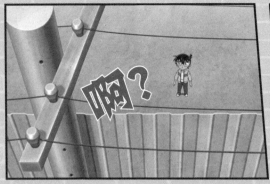

啊？

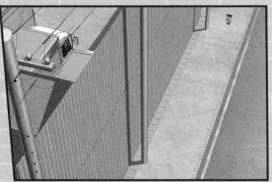

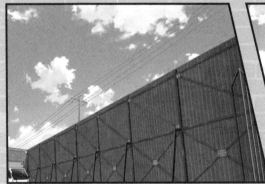

围墙外明明有三根电线杆，可在里面只能看到两根。

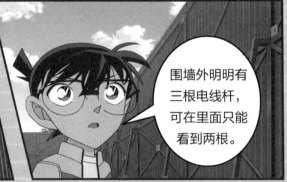

也就是说，围墙的里面一定有一个空间。

原来这是道暗门！

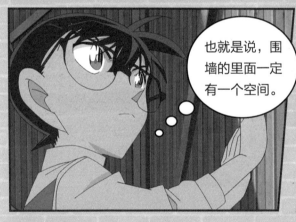

原来如此。武藤先生表面是个好人，背地里却是一个大骗子。

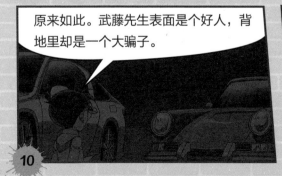

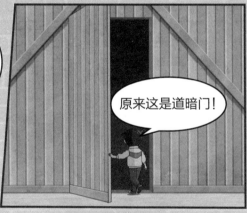

我终于看清整个案子的全貌了。

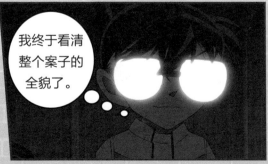

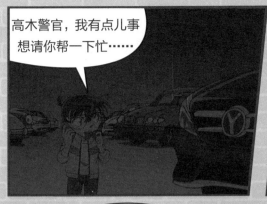

高木警官，我有点儿事
想请你帮一下忙……

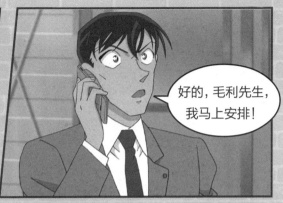

好的，毛利先生，
我马上安排！

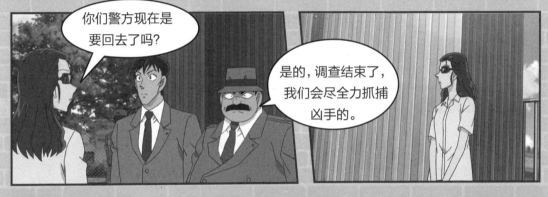

你们警方现在是
要回去了吗？

是的，调查结束了，
我们会尽全力抓捕
凶手的。

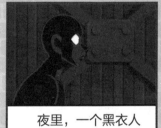

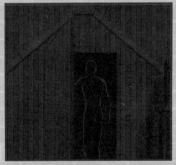

啊！

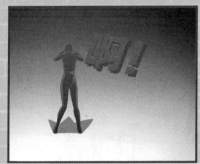

夜里，一个黑衣人
出现在白天的案发现场。

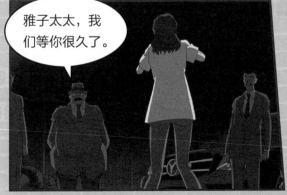

雅子太太，我
们等你很久了。

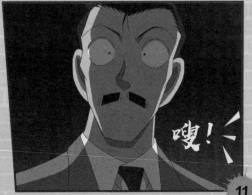

嗖！

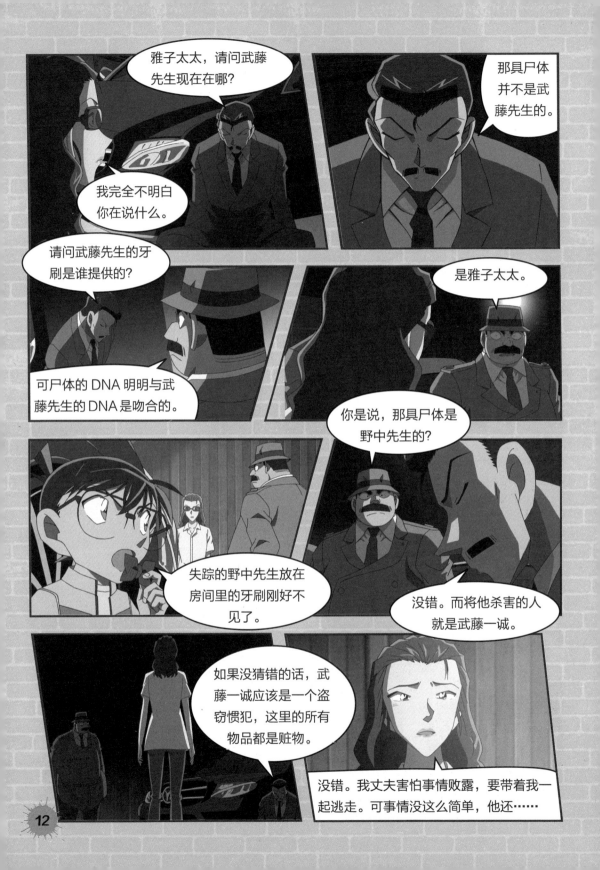

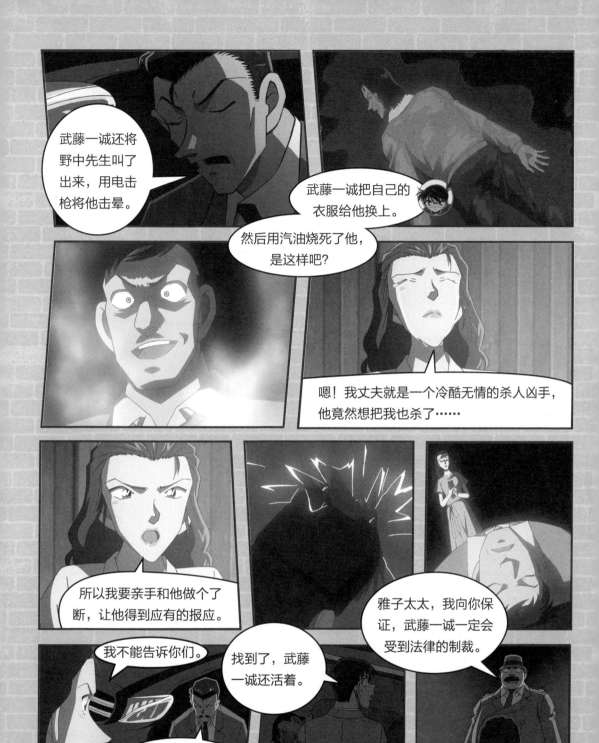

阿笠博士科学馆

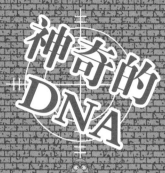

欢迎来到"阿笠博士科学馆"，我是发明家阿笠博士。

在《两副面孔》这个故事中，警方发现被烧焦的尸体后，为了确定死者的身份，比对了DNA。为什么通过DNA鉴定能判断一个人的身份呢？DNA还有哪些神奇之处呢？我们一起来探索DNA的世界。

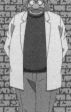

DNA 的世界

什么是 DNA

DNA是脱氧核糖核酸的英文缩写，DNA是生物细胞内储存、复制和传递遗传信息的生物大分子。

DNA分子具有双螺旋结构，就像螺旋扭转的梯子。"梯子"的外侧由磷酸和脱氧核糖构成，"梯阶"由碱基对构成。

碱基对
碱基对是一对相互匹配的碱基，由氢键连接

磷酸
磷酸是组成DNA的重要分子，与脱氧核糖相连

脱氧核糖
脱氧核糖是一种有机物，是分子中氢原子数与氧原子数不符合2：1的糖类

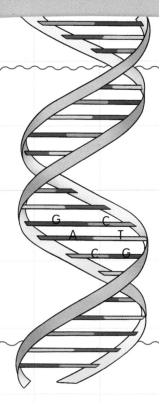

碱基对的组成成分：

腺嘌呤（A）

胸腺嘧啶（T）

胞嘧啶（C）

鸟嘌呤（G）

碱基配对原则：

腺嘌呤（A）和胸腺嘧啶（T）配对，胞嘧啶（C）和鸟嘌呤（G）配对。

这四种成分被称为基因"字母表"。字母表中的字母组合构成了碱基序列，决定遗传性状。

DNA 同一位置：

碱基序列 1

ATCGTT

性状特征：可能是蓝色眼睛。

- - - - - - - - - - - - - - - - - - - -

碱基序列 2

ATCGCT

性状特征：可能是棕色眼睛。

 探索基因

什么是基因

基因是 DNA 的一部分，是携带和传递遗传信息的 DNA 片段。

细胞的控制中心是细胞核，细胞核内含有染色体，染色体中又含有成千上万个基因。

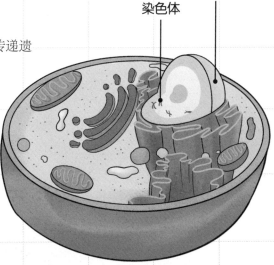

染色体

细胞核

基因能指挥身体里的细胞做什么，以及何时去做。人类基因组大约有 30 亿个碱基对，组成了人体所有的基因。

基因的遗传

地球上所有的生物都会繁殖后代，在这个过程中，生物自身的性状会一代又一代地传下去，这个传递过程称作遗传。

> 我和我妈妈的眼睛很像。这就叫遗传。

遗传有个有趣的特点，那就是性状并不会在每一代都表现出来。比如：

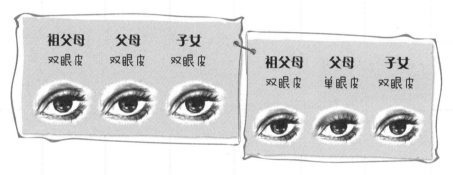

基因存在于细胞中，但并不是所有细胞中都含有整套基因。

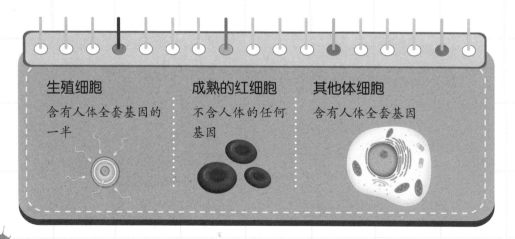

生殖细胞
含有人体全套基因的一半

成熟的红细胞
不含人体的任何基因

其他体细胞
含有人体全套基因

我们体内的染色体一半来自母亲，一半来自父亲，父母双方的生殖细胞结合成为受精卵，发育成一个完整的个体。

1. 生殖细胞

男性和女性的生殖细胞中，染色体的数目是体细胞染色体数目的一半，即各 23 条。

当精子和卵子结合时，就组成了 23 对，共 46 条染色体。

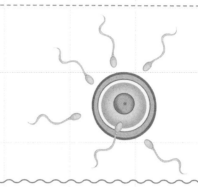

2. 受精卵发育

拥有全部基因的受精卵分裂成两个细胞，这两个细胞继续不断分裂，进而形成胚胎。

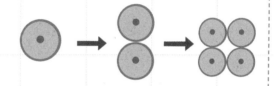

3. 细胞分化

胚胎不断发育，基因指挥细胞开始分化，形成不同的组织，并进一步构成器官。

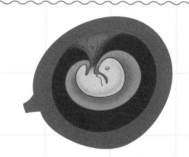

4. 出生

发育成熟的胎儿拥有的基因，一部分来自母亲，一部分来自父亲。

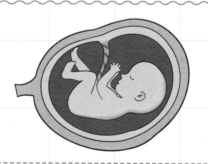

DNA 复制

我们的身体，每时每刻都在进行细胞分裂，并形成新的细胞。新细胞与原来的细胞的染色体的形态和数目相同。

1

解开双链条。
解旋酶将螺旋的 DNA 双链解开。

2

合成新链条。
含碱基对的脱氧核苷酸就如原料一样，以解开的两条 DNA 单链为模板，按照碱基互补配对原则，各自延伸合成一条 DNA 子链。

3

链接。
每条 DNA 子链与配对的亲代 DNA 单链各自合成一个双链 DNA 分子。

A，我来了！

很高兴见到你。

C，我找到你了！

搭档，你在哪儿？

细胞分裂的方式

　　人体细胞分裂方式有三种：有丝分裂、减数分裂和无丝分裂，其中减数分裂是特殊的有丝分裂。

有丝分裂

　　母细胞分裂成两个与自身完全相同的子细胞，这些细胞在身体的生长和修复中发挥作用。

减数分裂

　　子细胞的染色体数是母细胞的一半，减数分裂最终形成的是生殖细胞。

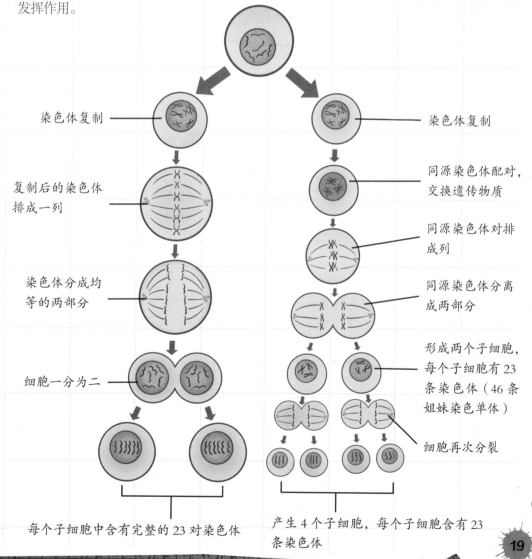

染色体复制

复制后的染色体排成一列

染色体分成均等的两部分

细胞一分为二

每个子细胞中含有完整的23对染色体

染色体复制

同源染色体配对，交换遗传物质

同源染色体对排成列

同源染色体分离成两部分

形成两个子细胞，每个子细胞有23条染色体（46条姐妹染色单体）

细胞再次分裂

产生4个子细胞，每个子细胞含有23条染色体

DNA 的事实

事实一

人与人之间的基因相似度高达 99.9%。人和人的差异来自那 0.1%。

事实二

成熟的红细胞是不含任何 DNA 的体细胞，这是因为成熟的红细胞没有细胞核，所以不含 DNA。

事实三

DNA 分子的直径只有约 2 纳米，是头发直径的 $1/25000 \sim 1/50000$。

事实四

环境和行为会影响基因的表达。比如癌症，不良的生活习惯会导致遗传物质失控，激活原癌基因，而良好的生活习惯则有助于抗癌基因的正常表达。

事实五

如果将一个人身体中所有的 DNA 分子展开后相互连接起来，它们的长度相当于从地球往返太阳 300 次左右。

遗传的事实

事实一

肌细胞和脑细胞含有相同的基因，却拥有不同的构造，发挥的作用也不同。

事实二

生物体的性状是由等位基因控制的，即在一对同源染色体的相同位置上，存在着控制同一性状不同表现形式（相对性状）的基因。当两个具有相对性状的纯亲本进行杂交，子一代显现出来的性状叫作显性性状，未显现出来的性状叫作隐性性状。

比如：棕色虹膜通常是显性遗传性状，而蓝色虹膜通常是隐性遗传性状。

事实三

性状是由基因控制的，但也会受到外界环境的影响。

比如：皮肤长期暴露在阳光下，会变黑。

事实四

人类和大猩猩的基因相似度在 96% 以上。

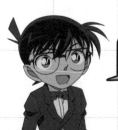

DNA 和遗传还有很多神奇的事实，都等着你去发现。

基因突变

错误的"复制品"

每时每刻，人体的细胞都在分裂，分裂产生的子细胞通常与原来的细胞一模一样，不过也有失误的时候，即"复制品"与原来的细胞并不完全一致。这可能是自然误差，也可能是外界因素所致，比如辐射、病毒等。

这种失误实际上是生物体的 DNA 序列发生了改变，被称为基因突变。

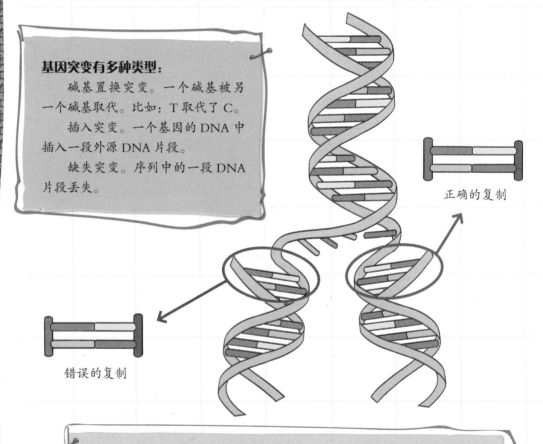

基因突变有多种类型：

　　碱基置换突变。一个碱基被另一个碱基取代。比如：T 取代了 C。

　　插入突变。一个基因的 DNA 中插入一段外源 DNA 片段。

　　缺失突变。序列中的一段 DNA 片段丢失。

正确的复制

错误的复制

基因突变带来的影响有三种：

　　糟糕的。导致畸形和疾病。比如癌症，它就是正常细胞发生一系列突变的结果。

　　中性的。中性突变会改变生物体的纹理、颜色等，但不影响生存能力。

　　有益的。有益突变能增强生物体的生存能力。

DNA 指纹图谱

DNA 指纹图谱分析技术应用

在柯南的故事中，警方经常会利用 DNA 检测以判断死者的身份，这就是 DNA 指纹图谱分析技术。

人和人的基因相似度高达 99.9%，因此在进行分析时，关注的就是那 0.1% 的差异。

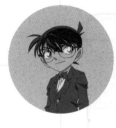

侦破案件

案发现场遗留的头发、血液、唾液、表皮等都含有 DNA，因此在搜查案发现场时，要注意收集这些样品。

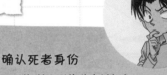

确认死者身份

通过 DNA 指纹图谱分析技术，能够确认死者的身份。

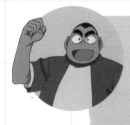

疾病诊断

医生可以应用 DNA 指纹图谱分析技术诊断遗传病，比如血友病、家族性阿尔茨海默病等。

亲子鉴定

通过比对父母和孩子的 DNA，来判断父母与子女之间是否是亲生关系。

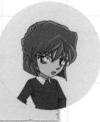

侦探 入门测试 ①

想成为一名洞察世事的优秀侦探，你首先要有足够的知识储备。用知识武装头脑，用科学解开谜题。

根据碱基配对的原则，请你将下面这组 DNA 序列缺失的碱基补充完整，涂上对应的颜色。涂错颜色，就会发生基因突变，一定要小心啊！

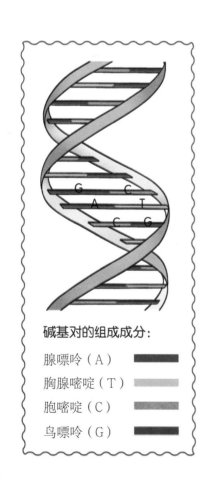

碱基对的组成成分：

腺嘌呤（A）

胸腺嘧啶（T）

胞嘧啶（C）

鸟嘌呤（G）

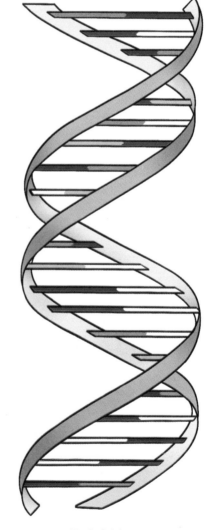

每涂对一处得2分。

得分合计：

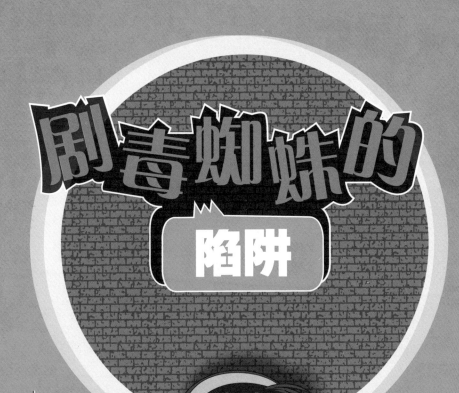

剧毒蜘蛛的陷阱

侦探之眼

心脏病患者在受到
极度惊吓时，可能
会出现严重的心律失常，
从而导致死亡。

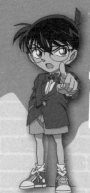

剧毒蜘蛛的陷阱

专门研究蜘蛛毒性的新野教授被发现死于自己的研究室内。表面看来，他是被黑寡妇蜘蛛咬中而中毒身亡的，但柯南得知新野教授有心脏病，意识到事情并没有那么简单……

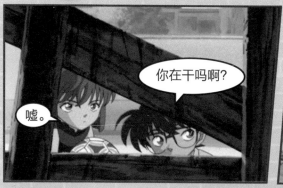

你在干吗啊？

嘘。

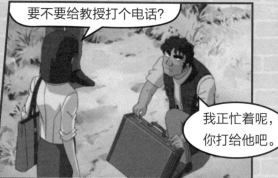

要不要给教授打个电话？

我正忙着呢，你打给他吧。

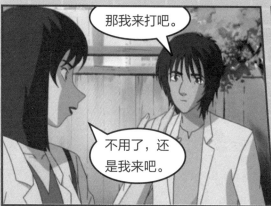

那我来打吧。

不用了，还是我来吧。

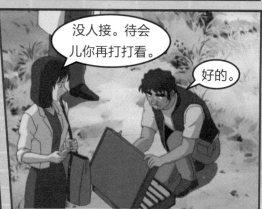

没人接。待会儿你再打打看。

好的。

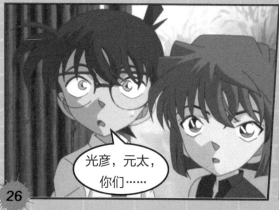

光彦，元太，你们……

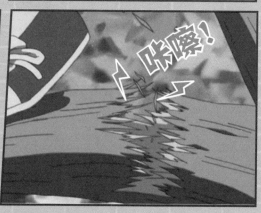

咔嚓！

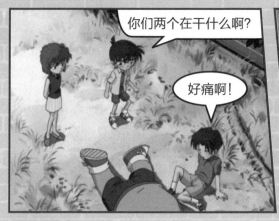

你们两个在干什么啊？

好痛啊！

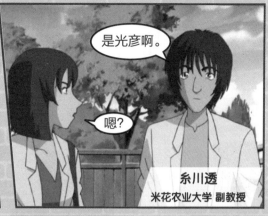

是光彦啊。

嗯？

糸川透
米花农业大学 副教授

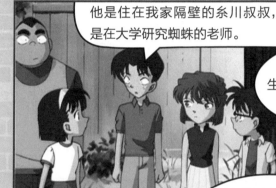

他是住在我家隔壁的糸川叔叔，是在大学研究蜘蛛的老师。

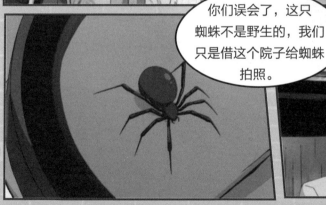

这是赤背蜘蛛吧？

没错。它主要生长在大洋洲、中南美洲一带。

没想到米花镇也有毒蜘蛛啊。

你们误会了，这只蜘蛛不是野生的，我们只是借这个院子给蜘蛛拍照。

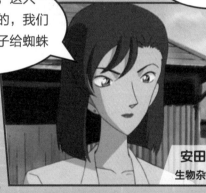

安田美和
生物杂志记者

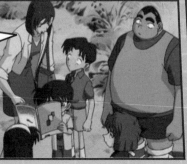

我是杂志社的记者，正在制作下个月发行的《毒蜘蛛特辑》。

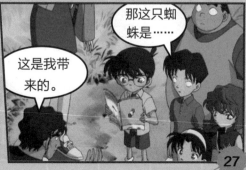

那这只蜘蛛是……

这是我带来的。

27

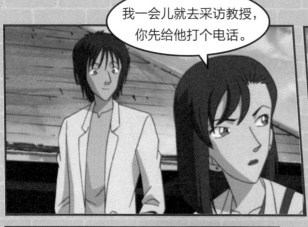

我一会儿就去采访教授，你先给他打个电话。

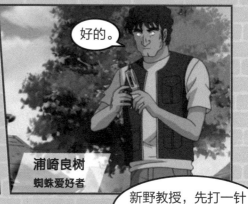

好的。

浦崎良树
蜘蛛爱好者

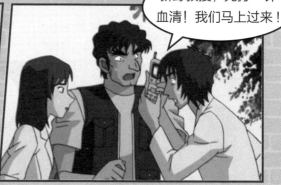

新野教授，先打一针血清！我们马上过来！

新野教授，怎么了？

啊，我被黑寡妇蜘蛛咬了！

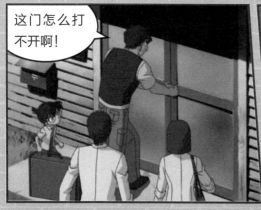

这门怎么打不开啊！

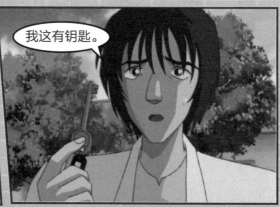

我这有钥匙。

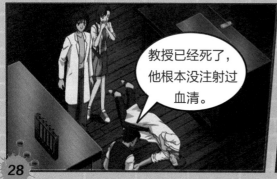

教授已经死了，他根本没注射过血清。

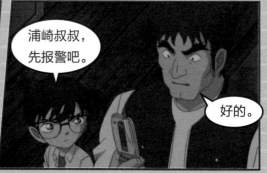

浦崎叔叔，先报警吧。

好的。

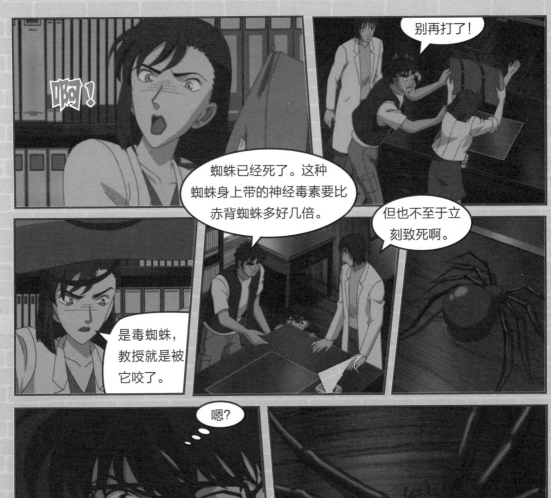

啊！

别再打了！

蜘蛛已经死了。这种蜘蛛身上带的神经毒素要比赤背蜘蛛多好几倍。

但也不至于立刻致死啊。

是毒蜘蛛，教授就是被它咬了。

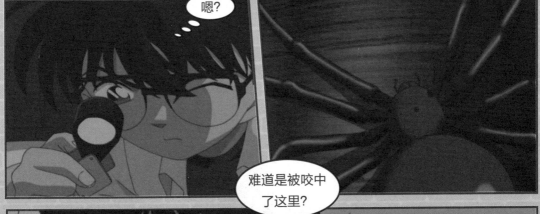

嗯？

难道是被咬中了这里？

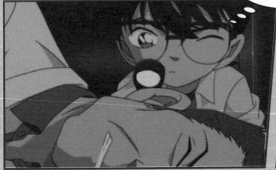

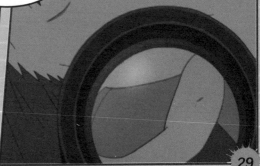

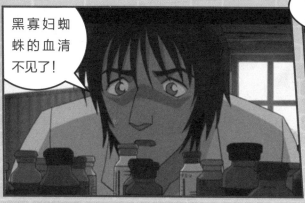

黑寡妇蜘蛛的血清不见了！

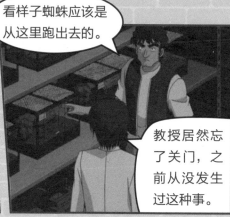

看样子蜘蛛应该是从这里跑出去的。

教授居然忘了关门，之前从没发生过这种事。

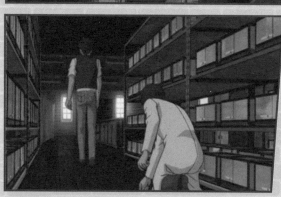

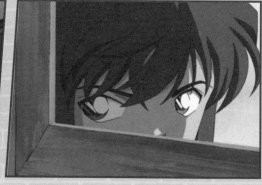

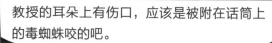

教授的耳朵上有伤口，应该是被附在话筒上的毒蜘蛛咬的吧。

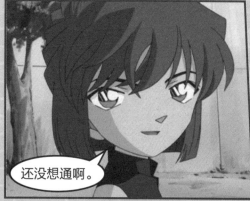

还没想通啊。

就算被咬到了，恐怕很少有人这么快死掉吧。

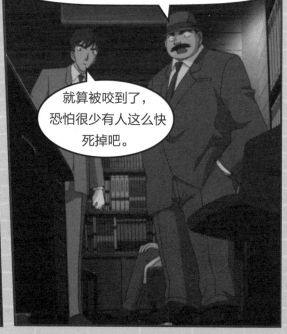

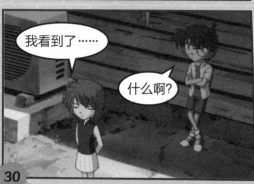

我看到了……

什么啊？

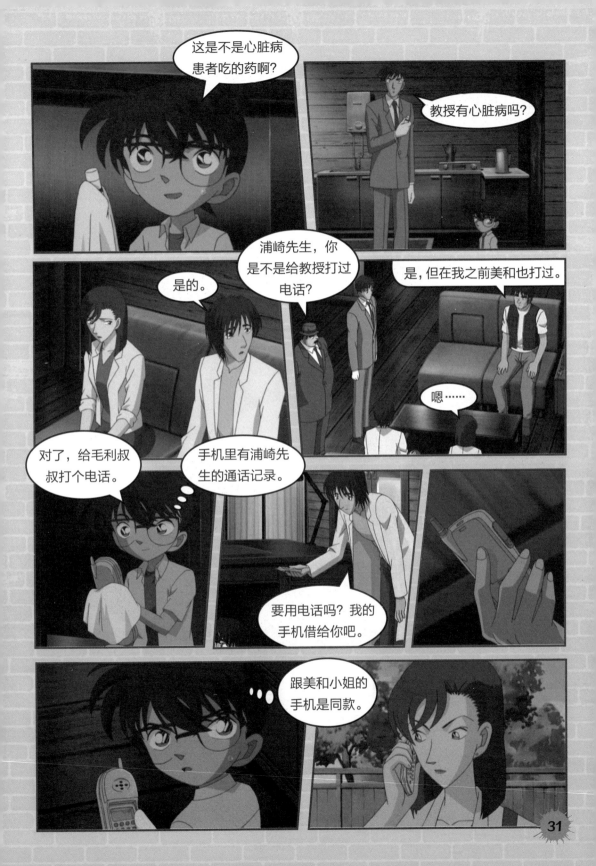

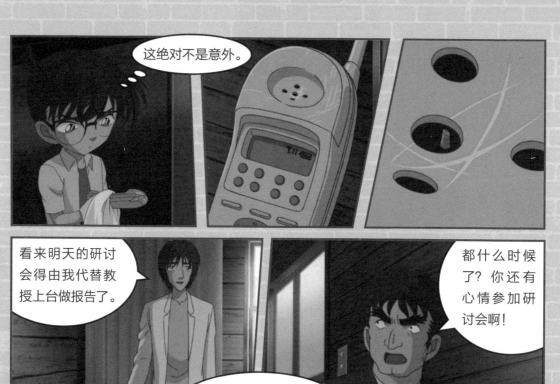

这绝对不是意外。

看来明天的研讨会得由我代替教授上台做报告了。

都什么时候了？你还有心情参加研讨会啊！

这本来就是糸川的研究报告。教授一直把糸川的研究成果当成自己的对外发表。

毛利叔叔告诉我，他已经知道凶手是谁了。

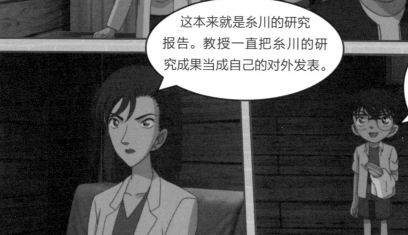

毛利叔叔说，只有黑寡妇蜘蛛的血清不见了，这件事很可疑。

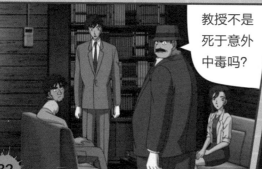

教授不是死于意外中毒吗？

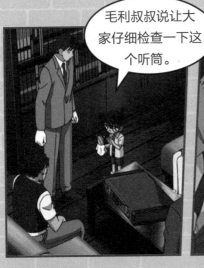

毛利叔叔说让大家仔细检查一下这个听筒。

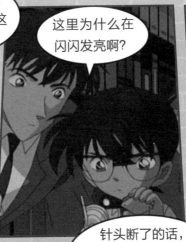

这里为什么在闪闪发亮啊?

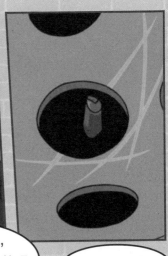

是一根针!居然有人偷偷把针藏在了听筒里。

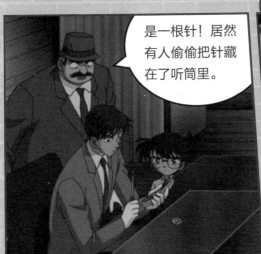

针头断了的话,就没办法从听筒外观看出问题了。

针头已经断了。

嘀嘀嘀

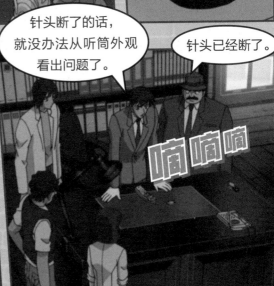

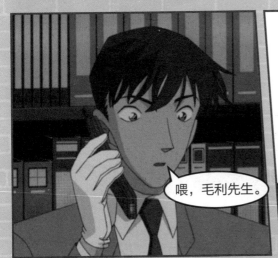

喂,毛利先生。

柯南已经把整件事和我说了。凶手事先用埋在听筒里面的针头刺死了黑寡妇蜘蛛。你拿放大镜检查一下那只死蜘蛛吧。

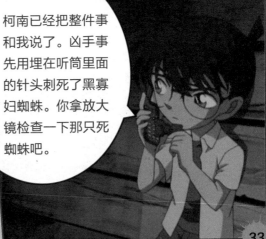

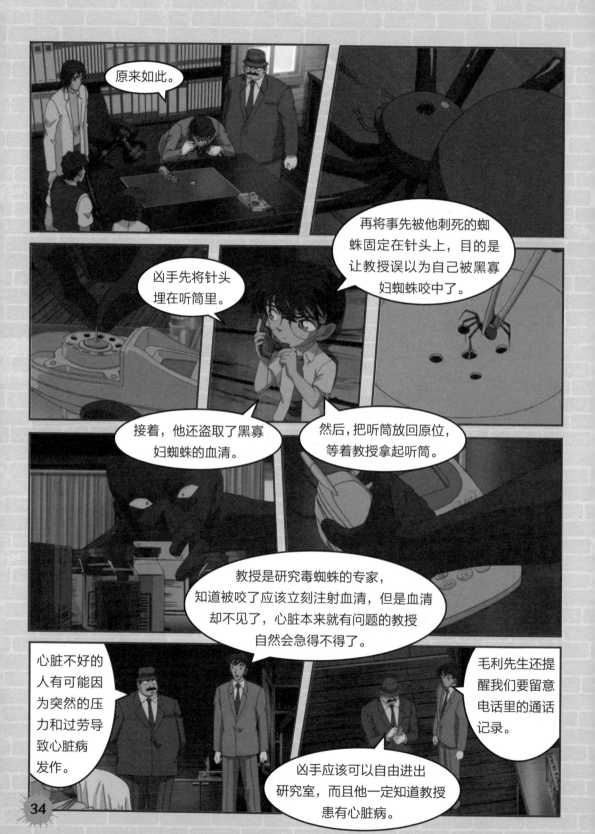

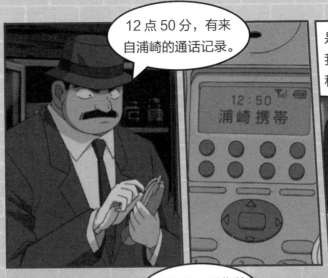

12 点 50 分，有来自浦崎的通话记录。

12:50
浦崎携带

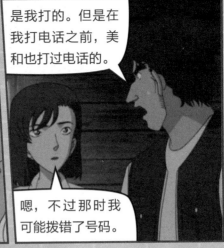

是我打的。但是在我打电话之前，美和也打过电话的。

嗯，不过那时我可能拨错了号码。

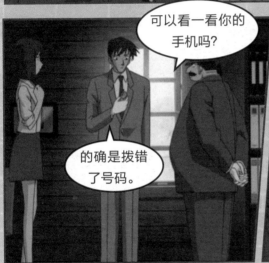

可以看一看你的手机吗？

的确是拨错了号码。

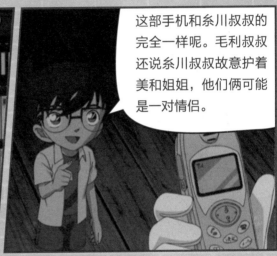

这部手机和糸川叔叔的完全一样呢。毛利叔叔还说糸川叔叔故意护着美和姐姐，他们俩可能是一对情侣。

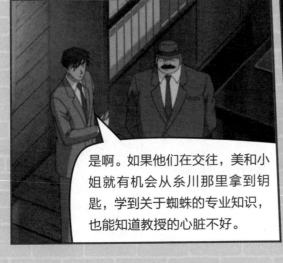

是啊。如果他们在交往，美和小姐就有机会从糸川那里拿到钥匙，学到关于蜘蛛的专业知识，也能知道教授的心脏不好。

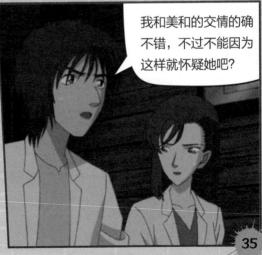

我和美和的交情的确不错，不过不能因为这样就怀疑她吧？

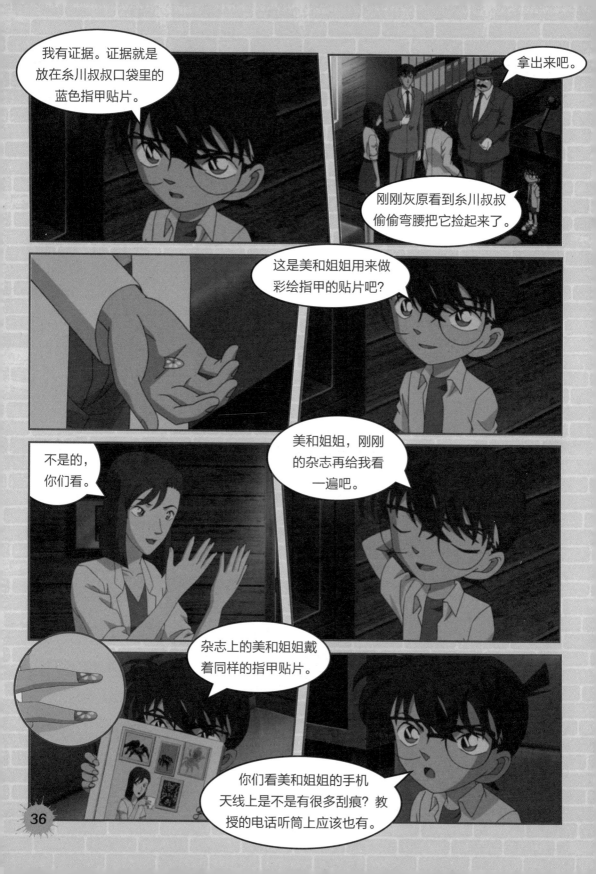

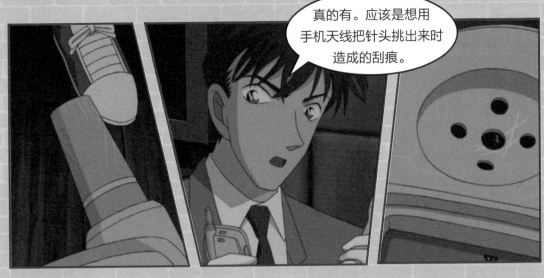

真的有。应该是想用手机天线把针头挑出来时造成的刮痕。

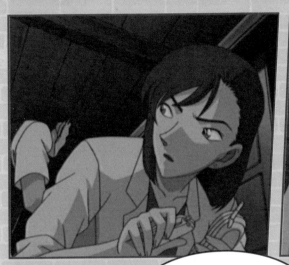

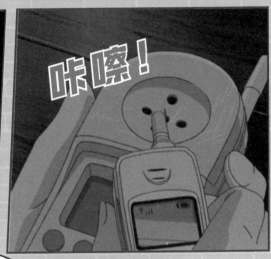

咔嚓！

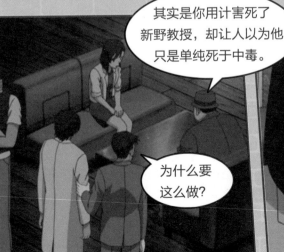

其实是你用计害死了新野教授，却让人以为他只是单纯死于中毒。

为什么要这么做？

教授每次在研讨会发表的论文，都是糸川的研究成果。我真的已经忍无可忍。

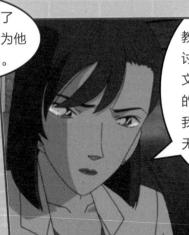

阿笠博士科学馆

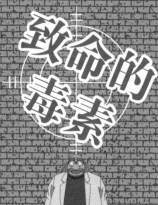

致命的毒素

欢迎来到"阿笠博士科学馆"，我是发明家阿笠博士。

凶手想要伪造新野教授被黑寡妇蜘蛛咬中而中毒身亡的假象，试图逃脱法律的制裁，但最终没有得逞。蜘蛛都有毒吗？除了蜘蛛，自然界还有哪些有毒的生物？生物携带的毒素是如何影响人体的？在这个部分我们将一一揭晓答案。

 ## 什么是毒素

毒素就是会使你身体中的化学反应发生紊乱的物质。

毒素为什么危险

我们的身体时刻发生着化学反应，比如：酶催化分解食物中的蛋白质。人体的正常运转离不开化学反应。

化学反应的作用
- 大脑向肌肉发出信号
- 肌肉按照要求做出反应
- 消化系统消化吃进去的食物
- 身体从食物中获取能量
- 人体从空气中获得氧气

身体内的化学反应都有着自己的规则，而毒素的闯入会打乱这些规则。正常的化学反应被扰乱了，人体就无法正常工作，甚至永远停摆。

那些致命的毒素

我们生活的这个世界，到处都有有毒物质。它们主要分为以下几种类型：

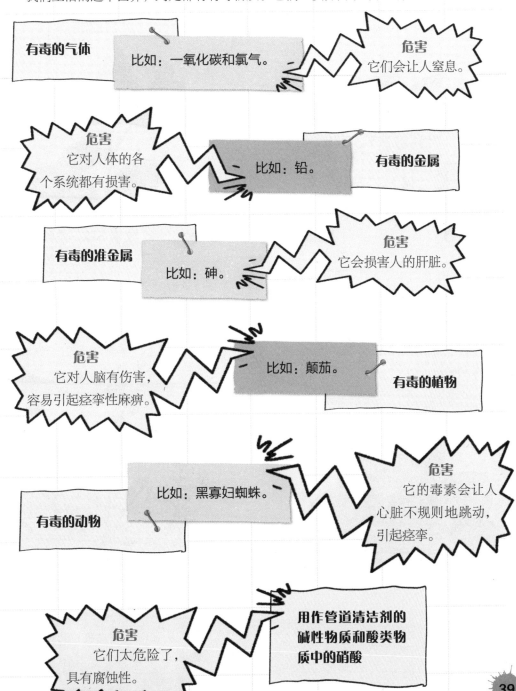

有毒的气体

比如：一氧化碳和氯气。

危害
它们会让人窒息。

危害
它对人体的各个系统都有损害。

比如：铅。

有毒的金属

有毒的准金属

比如：砷。

危害
它会损害人的肝脏。

危害
它对人脑有伤害，容易引起痉挛性麻痹。

比如：颠茄。

有毒的植物

比如：黑寡妇蜘蛛。

危害
它的毒素会让人心脏不规则地跳动，引起痉挛。

有毒的动物

危害
它们太危险了，具有腐蚀性。

用作管道清洁剂的碱性物质和酸类物质中的硝酸

有毒的植物

世界上很多植物都有毒，其中不乏一些常见的植物，平时一定要注意分辨。

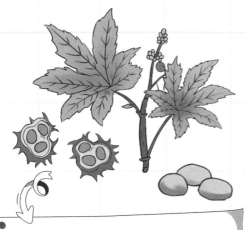

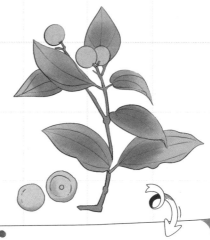

蓖麻子

蓖麻毒蛋白是蓖麻种子中的一种毒蛋白，它比眼镜蛇的毒液还毒。

危害：引起口腔灼伤，胃肠出血，肾功能衰竭。

马钱子

马钱的种子含有番木鳖碱、马钱子碱等。

危害：攻击神经，引起剧痛，使肌肉不受控制。

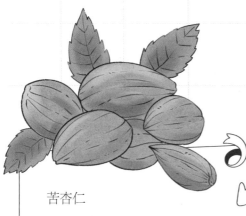

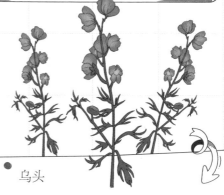

苦杏仁

含有氰化物。

危害：攻击神经，致命。

乌头

乌头会开出美丽的花，但是它含有的毒素很可怕。

危害：灼烧皮肤，使心脏功能衰竭。

有毒的动物

　　有的植物有毒，是为了防止自己被吃掉；而很多动物有毒，不仅可以保护自己，还可以把毒素当作进攻的武器，捕获猎物。

河豚

我身体的某些部位有毒，毒性比氰化物强多了。人中毒后会浑身麻木，无法动弹，甚至不能呼吸。哼，即便这样，还是有很多人喜欢吃我。

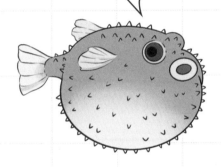

水母

我的触手上分布着刺细胞，能把毒素注入敌人的体内。去到海边的时候一定要小心，我不想伤害到任何人。

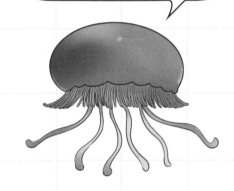

蜈蚣

人们称我为"五毒之首"，我很满意这个称呼。小心啊，我的毒液能让人恶心，引发呼吸障碍。

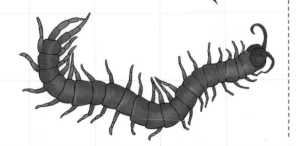

黑寡妇蜘蛛

如果被我咬了，会冒汗、呕吐、疼得抓狂，甚至可能死亡。如果碰到我，一定要远离。

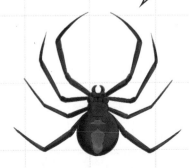

有毒的气体

我们呼吸的空气里含有氧气和二氧化碳。氧气和二氧化碳不属于有毒气体，但是如果摄入过量，也会有生命危险！

氧气（O_2）

空气中氧气的含量约占 21%。如果是 100% 的纯氧，就能置人于死地。

二氧化碳（CO_2）

吸入太多的二氧化碳会导致窒息。

来源
木材燃烧，煤炭燃烧，生物的呼吸。

二氧化硫（SO_2）

它能把雨水变成酸雨；进入肺部后，它会与肺部表面的水分混合，导致急性肺水肿。

毒气来源
煤炭燃烧，汽车尾气。

一氧化碳（CO）

毒气来源
篝火、燃气不能充分燃烧时，就会产生一氧化碳。

它进入人体后，会霸占原本属于氧分子的红细胞，导致人体缺氧。

一氧化二氮（N_2O）

它会使人感觉到指尖刺痛，然后麻木，接着大笑不止。

毒气来源
汽车尾气，闪电引起空气中的氮气和氧气结合。

我们的生活离不开金属，但是，有些金属应该被贴上警示标签。

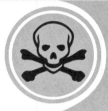

铜

铜过量是有毒的。

不过，真正能威胁我们生命的不是纯铜，而是硫酸铜。

这种毒素能引起腹部绞痛、恶心、痉挛、肾衰竭等症状。

铅

铅的毒性很大，它会引起腹痛、呕吐、贫血、心律失常等症状，导致肝脏等器官受损。

铅可以通过呼吸道、皮肤等多种途径进入人体。一部分铅可以通过粪便排出，但是还有一部分会积存在人体中。

铊

铊与其他元素形成化合物后，具有毒性，能够通过口腔、皮肤进入人体。

它会攻击神经，引起腹痛，还会导致排尿困难。

汞

汞在人体内积聚过多后，就会损伤大脑和肾脏。

严重的汞中毒症状有精神障碍、神经系统异常、肾功能衰竭、皮肤呈现黄色、牙龈变黑、牙齿脱落等。

中毒急救措施

当细菌、病毒、毒素等入侵人体时，人体的免疫系统会立刻进入战斗状态，努力消灭这些入侵的危险分子。

人体免疫系统的防卫战

首先，人体免疫细胞会快速识别入侵者，判定其身份。

接着，针对入侵者的不同特性，免疫细胞会产生并释放出抗体，抗体会紧紧抓住入侵者，防止进一步扩散。

最后，再由较强杀伤性的免疫细胞将其消灭。

人体免疫细胞就是这样保卫我们的身体的。

制造抗蛇毒血清

被毒蛇咬过而存活下来的人，他们的体内会保留一定的抗体，如果再被这种蛇咬伤，这些抗体就会发挥重要的作用。

为了制造对抗蛇毒的血清，科学家们是这样做的。

1. 对一定量的蛇毒进行减毒操作；

2. 将减毒后的蛇毒注射进马的体内，让它们产生抗体；

3. 将马体内的抗体提取出来，用特殊的工艺制作出抗蛇毒血清。

被毒蛇咬后，如果能及时注射相应的抗蛇毒血清，一般不会威胁到生命。

气体中毒怎么办

在生活中，最常见的气体中毒是一氧化碳中毒，冬季尤其容易发生一氧化碳中毒事件。

一氧化碳中毒实际上是一氧化碳占领了属于氧的红细胞，所以救治的方法就是让氧重新夺回属于自己的红细胞。

对于一氧化碳中毒者，如果是轻微中毒，中毒者意识清醒，紧急处理方法是让中毒者尽快获取新鲜空气；对于严重中毒者，如丧失意识或停止呼吸，要对其进行心肺复苏，并尽快送医治疗。

金属中毒怎么办

对于金属中毒，要视情况采取不同的治疗方法。

吸入式金属中毒　迅速将中毒者转移到通风的地方，用清水清洁其口腔，并及时送医。

在到医院前先采取催吐的方式处理，到了医院后再采用洗胃和导泻的方法处理。　口服式金属中毒

令人吃惊的真相

巴西蝮蛇的蛇毒具有缓解血管收缩、降低血压的功效，因此成为治疗人类高血压的特效药。

二氧化硫虽然危险，但是它能杀死真菌。

从马钱子中提取出来的筒箭毒，能够阻止神经信号传导到肌肉，医生利用这一特点，制成了外科麻醉药。

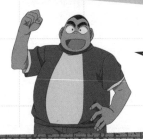

毒素有时并不可怕，我们可以研究它们，然后利用它们做有益于人们的事。

家中的"毒"

很多生活用品都是含有毒素的。了解和认识它们，才能更好地保护自己。

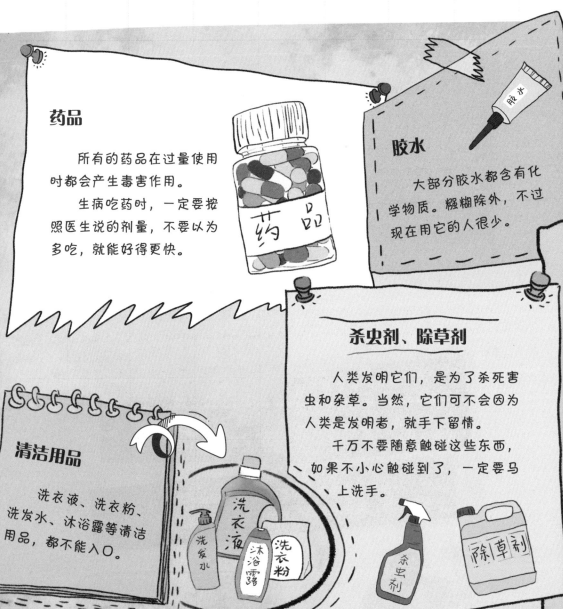

药品

　　所有的药品在过量使用时都会产生毒害作用。

　　生病吃药时，一定要按照医生说的剂量，不要以为多吃，就能好得更快。

胶水

　　大部分胶水都含有化学物质。糨糊除外，不过现在用它的人很少。

杀虫剂、除草剂

　　人类发明它们，是为了杀死害虫和杂草。当然，它们可不会因为人类是发明者，就手下留情。

　　千万不要随意触碰这些东西，如果不小心触碰到了，一定要马上洗手。

清洁用品

　　洗衣液、洗衣粉、洗发水、沐浴露等清洁用品，都不能入口。

防冻液

防冻液能与人体内的化学物质发生反应，形成草酸，并使人体出现中毒症状。

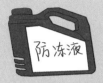

马桶清洁剂

它能杀死细菌，也能杀死那些喝下它们的人。

珍惜生命，不要尝试喝危险的东西。

地板清洁剂

它含有松节油和石油溶剂，这些物质的毒性很强。

帮大人做家务时，必须十分小心。

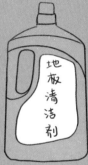

玻璃清洁剂

它含有有害的化学物质，不要吸入它喷出的雾气，也不要将它喷向别人。

漱口水、除臭剂、牙膏

它们都有自己的用途，可别把它们吃下去。不要为了好玩去做危险的事。

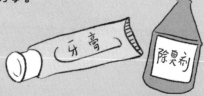

火柴

火柴头是由化学物质制成的，别舔它们。舔火柴会让你的肠胃不舒服。

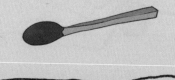

侦探 入门测试 ②

想成为一名洞察世事的优秀侦探，你首先要有足够的知识储备。用知识武装头脑，用科学解开谜题。

在"有毒的植物"和"有毒的动物"部分，我们介绍了很多有毒的物质。你还记得它们吗？请你把它们圈出来吧！

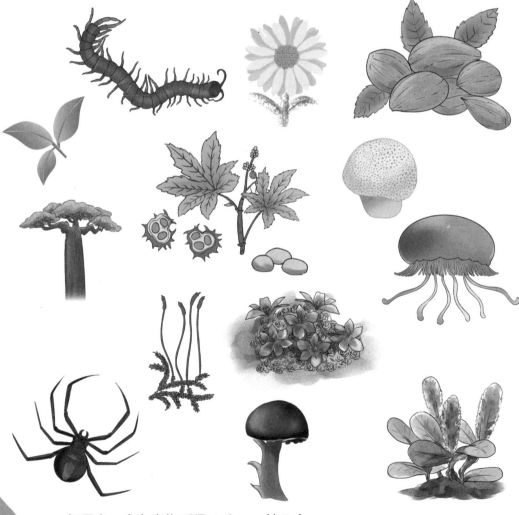

每圈出一个有毒物质得 4 分，一共 5 个。

得分合计：———————

死了两次的

男人

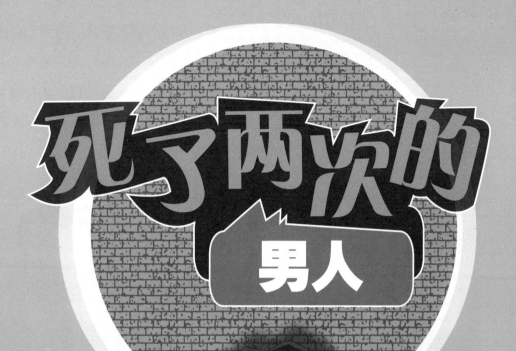

侦探之眼

一般来说，一个人不会
再次"杀害"
已经被自己
亲手杀死的对象。

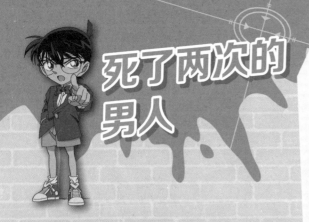

死了两次的男人

被害人已经死亡两个小时，男子却再次用刀将其刺杀。应约前来的柯南和毛利小五郎刚好目击到这令人难以理解的一幕。是凑巧，还是有计划的行凶？这名男子究竟为何要对尸体再次下手？

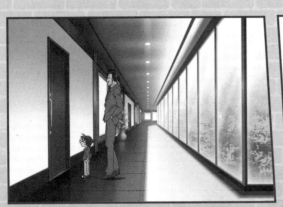

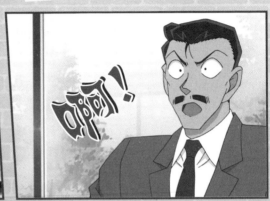

你们是谁？

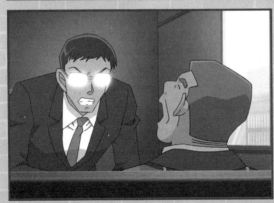

叔叔快叫救护车！

早就来不及了，死亡时间是两小时前，是被勒死的。

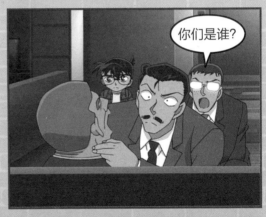

被勒死？！

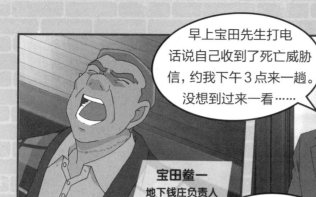

早上宝田先生打电话说自己收到了死亡威胁信，约我下午3点来一趟。没想到过来一看……

宝田鲞一
地下钱庄负责人

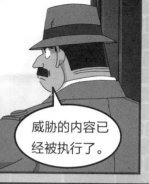

威胁的内容已经被执行了。

这就是桌上那封死亡威胁信。

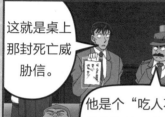

他是个"吃人不吐骨头"的男人，可能是他曾经的受害者对他的报复。

给没人性的宝田鲞一，我要杀了你。

我也是这么想的。我不想让那位受害者变成一名杀人犯，所以想早他一步……

深海治行
宝田鲞一的秘书

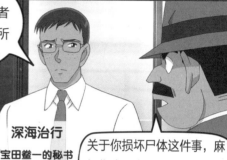

关于你损坏尸体这件事，麻烦你晚一点儿向我们解释。

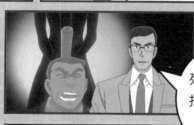

死者是被人打晕之后杀害的。

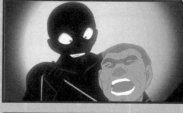

验尸官，发现什么线索了吗？

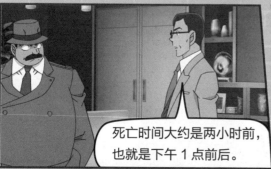

死亡时间大约是两小时前，也就是下午1点前后。

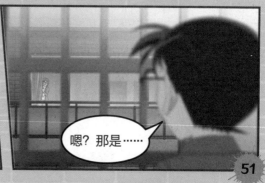

嗯？那是……

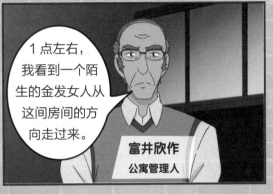

1 点左右，我看到一个陌生的金发女人从这间房间的方向走过来。

富井欣作
公寓管理人

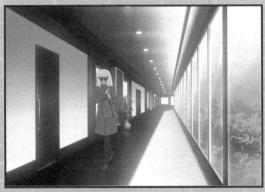

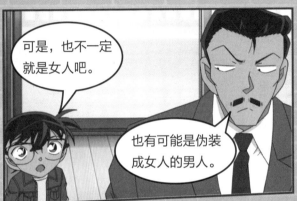

可是，也不一定就是女人吧。

也有可能是伪装成女人的男人。

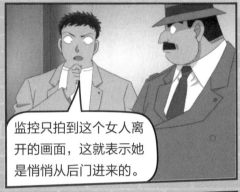

监控只拍到这个女人离开的画面，这就表示她是悄悄从后门进来的。

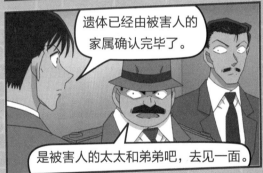

遗体已经由被害人的家属确认完毕了。

是被害人的太太和弟弟吧，去见一面。

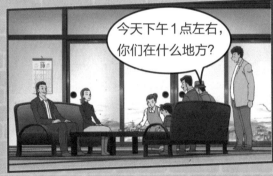

今天下午1点左右，你们在什么地方？

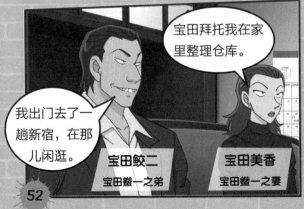

宝田拜托我在家里整理仓库。

我出门去了一趟新宿，在那儿闲逛。

宝田鲛二
宝田鳖一之弟

宝田美香
宝田鳖一之妻

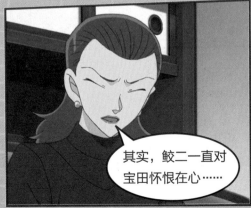

其实，鲛二一直对宝田怀恨在心……

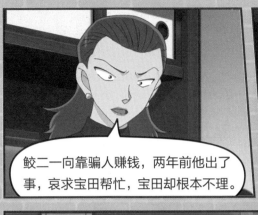

鲛二一向靠骗人赚钱，两年前他出了事，哀求宝田帮忙，宝田却根本不理。

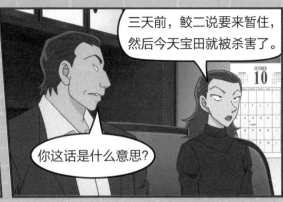

三天前，鲛二说要来暂住，然后今天宝田就被杀害了。

你这话是什么意思？

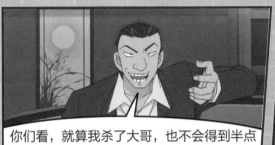

你们看，就算我杀了大哥，也不会得到半点好处，她却可以得到心心念念的巨额财产。

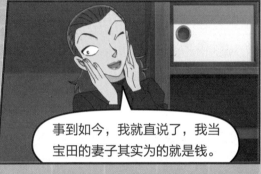

事到如今，我就直说了，我当宝田的妻子其实为的就是钱。

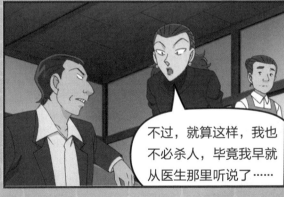

不过，就算这样，我也不必杀人，毕竟我早就从医生那里听说了……

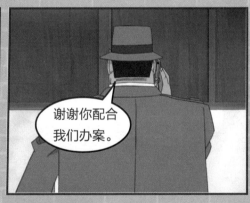

谢谢你配合我们办案。

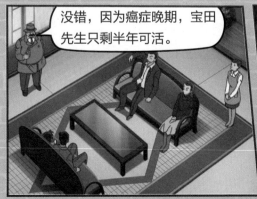

没错，因为癌症晚期，宝田先生只剩半年可活。

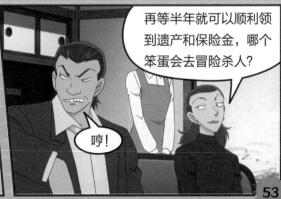

再等半年就可以顺利领到遗产和保险金，哪个笨蛋会去冒险杀人？

哼！

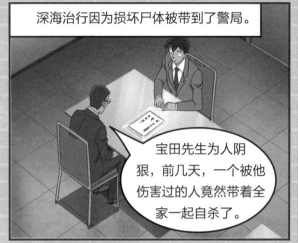

深海治行因为损坏尸体被带到了警局。

宝田先生为人阴狠，前几天，一个被他伤害过的人竟然带着全家一起自杀了。

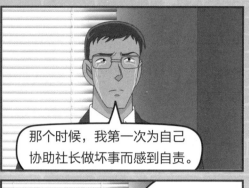

那个时候，我第一次为自己协助社长做坏事而感到自责。

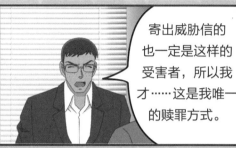

寄出威胁信的也一定是这样的受害者，所以我才……这是我唯一的赎罪方式。

另一边，警方在案发现场的附近继续调查。

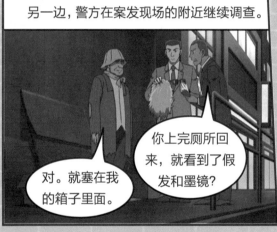

对。就塞在我的箱子里面。

你上完厕所回来，就看到了假发和墨镜？

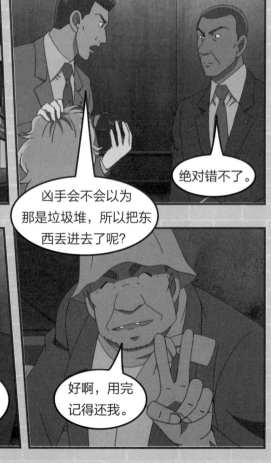

凶手会不会以为那是垃圾堆，所以把东西丢进去了呢？

绝对错不了。

好啊，用完记得还我。

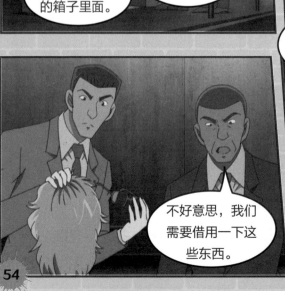

不好意思，我们需要借用一下这些东西。

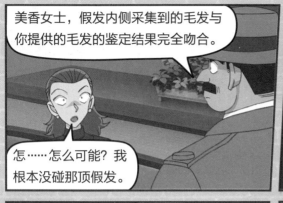

美香女士，假发内侧采集到的毛发与你提供的毛发的鉴定结果完全吻合。

怎……怎么可能？我根本没碰那顶假发。

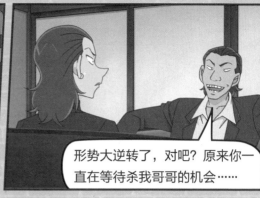

形势大逆转了，对吧？原来你一直在等待杀我哥哥的机会……

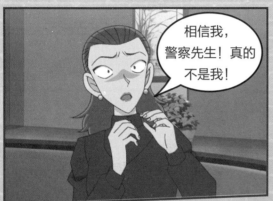

相信我，警察先生！真的不是我！

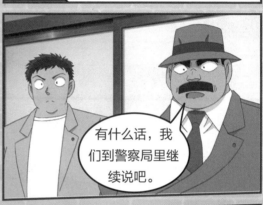

有什么话，我们到警察局里继续说吧。

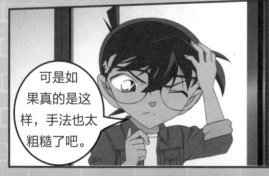

可是如果真的是这样，手法也太粗糙了吧。

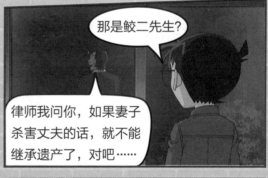

那是鲛二先生？

律师我问你，如果妻子杀害丈夫的话，就不能继承遗产了，对吧……

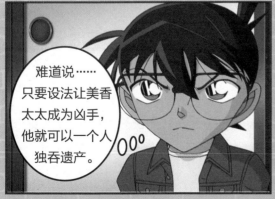

难道说……只要设法让美香太太成为凶手，他就可以一个人独吞遗产。

000°

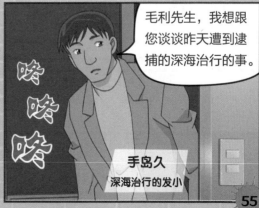

咚咚咚

毛利先生，我想跟您谈谈昨天遭到逮捕的深海治行的事。

手岛久
深海治行的发小

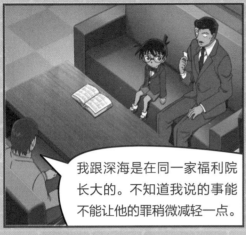

我跟深海是在同一家福利院长大的。不知道我说的事能不能让他的罪稍微减轻一点。

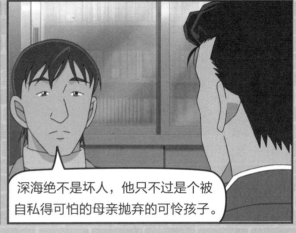

深海绝不是坏人，他只不过是个被自私得可怕的母亲抛弃的可怜孩子。

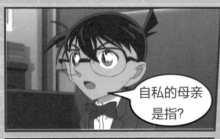

自私的母亲是指？

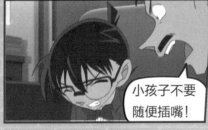

小孩子不要随便插嘴！

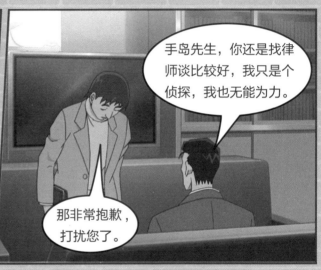

手岛先生，你还是找律师谈比较好，我只是个侦探，我也无能为力。

那非常抱歉，打扰您了。

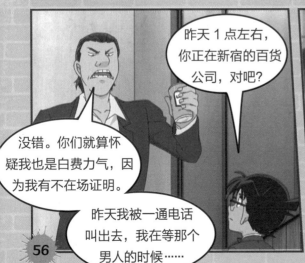

昨天 1 点左右，你正在新宿的百货公司，对吧？

没错。你们就算怀疑我也是白费力气，因为我有不在场证明。

昨天我被一通电话叫出去，我在等那个男人的时候……

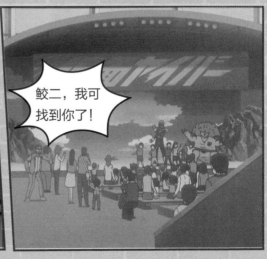

鲛二，我可找到你了！

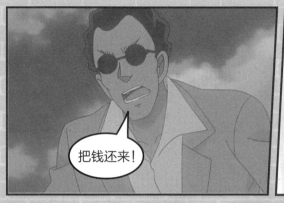

把钱还来！

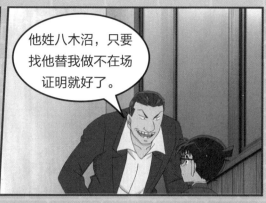

他姓八木沼，只要找他替我做不在场证明就好了。

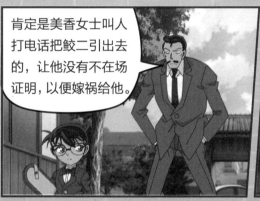

肯定是美香女士叫人打电话把鲛二引出去的，让他没有不在场证明，以便嫁祸给他。

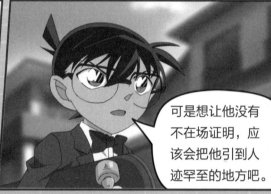

可是想让他没有不在场证明，应该会把他引到人迹罕至的地方吧。

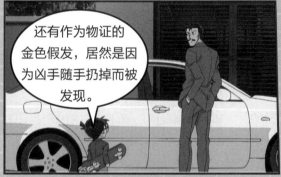

还有作为物证的金色假发，居然是因为凶手随手扔掉而被发现。

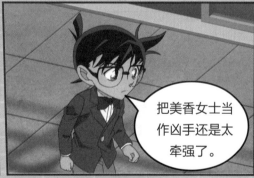

把美香女士当作凶手还是太牵强了。

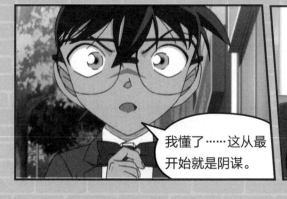

我懂了……这从最开始就是阴谋。

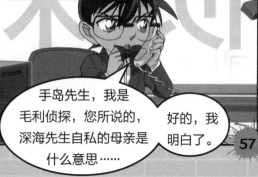

手岛先生，我是毛利侦探，您所说的，深海先生自私的母亲是什么意思……

好的，我明白了。

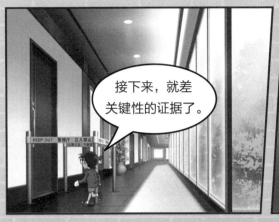

接下来，就差关键性的证据了。

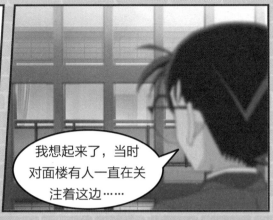

我想起来了，当时对面楼有人一直在关注着这边……

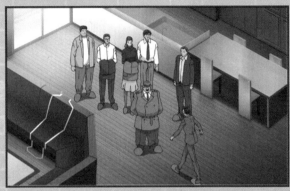

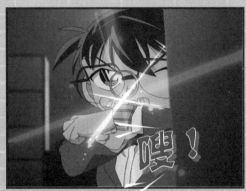

我们犯了一个严重的错误，我们一直把注意力放在被害人的亲人身上，却把真正的凶手排除在外。

把真正的凶手排除在外？

其实真正的凶手就是，深海先生。

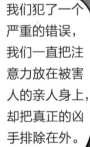

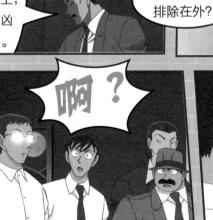

啊？

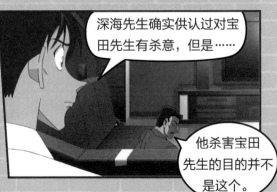

深海先生确实供认过对宝田先生有杀意，但是……

他杀害宝田先生的目的并不是这个。

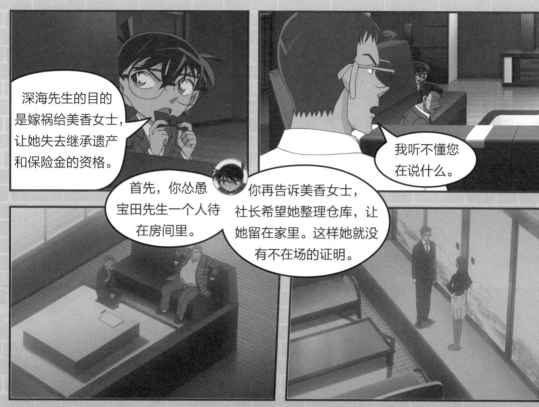
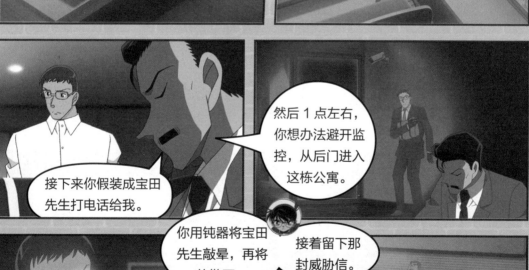
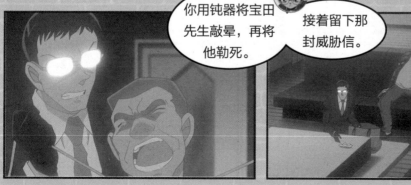

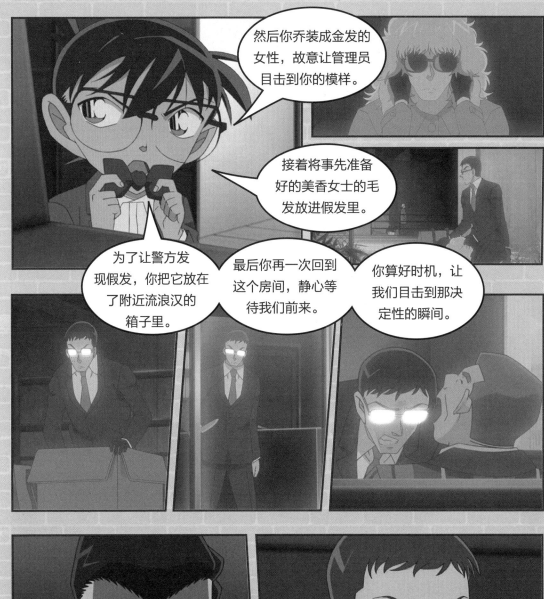

然后你乔装成金发的女性，故意让管理员目击到你的模样。

接着将事先准备好的美香女士的毛发放进假发里。

为了让警方发现假发，你把它放在了附近流浪汉的箱子里。

最后你再一次回到这个房间，静心等待我们前来。

你算好时机，让我们目击到那决定性的瞬间。

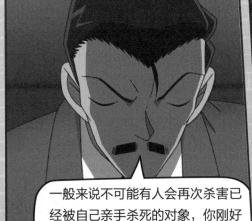

一般来说不可能有人会再次杀害已经被自己亲手杀死的对象，你刚好利用了这个先入为主的观点。

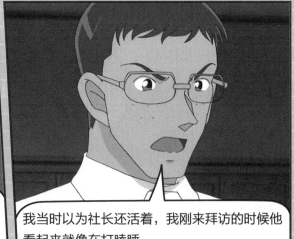

我当时以为社长还活着，我刚来拜访的时候他看起来就像在打瞌睡。

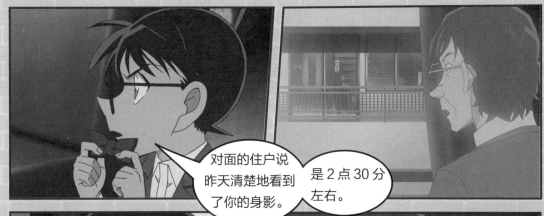

对面的住户说昨天清楚地看到了你的身影。

是 2 点 30 分左右。

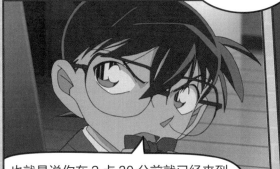

也就是说你在 2 点 30 分前就已经来到这里了，与你"刚来"的说辞矛盾。

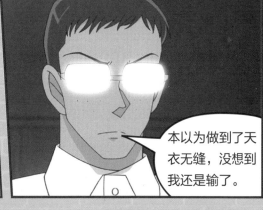

本以为做到了天衣无缝，没想到我还是输了。

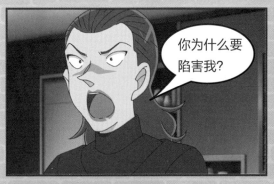

你为什么要陷害我？

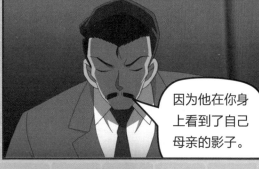

因为他在你身上看到了自己母亲的影子。

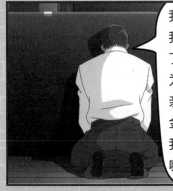

我父亲体弱多病，我母亲早就厌烦了他，却不离婚，为的就是等待父亲过世获取保险金。她狠心丢下我，不知道跑到哪里去了……

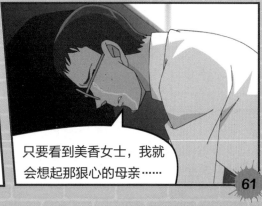

只要看到美香女士，我就会想起那狠心的母亲……

阿笠博士科学馆

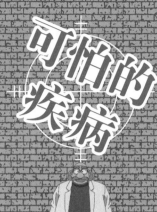

欢迎来到"阿笠博士科学馆"，我是发明家阿笠博士。

在《死了两次的男人》这个故事中，宝田先生身患癌症，原本他的余生是在病痛中结束，没想到却提前死在了凶手的手下。那么，什么是癌症呢？它是如何威胁人们的生命的？除了癌症，我们还要与哪些疾病做斗争？

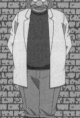

什么是癌症

突变的癌细胞

每个人都会生病，可能是常见的感冒，也可能像《死了两次的男人》中的宝田一样罹患癌症。

在《神奇的 DNA》科普部分，我们讲过基因突变，其中的糟糕影响是，如果正常的细胞发生一系列的突变，就容易成为癌细胞。癌细胞是癌症的诱因。

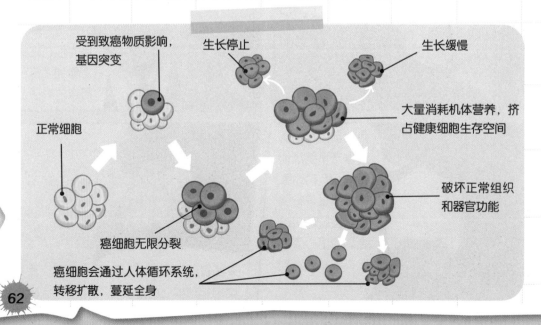

受到致癌物质影响，基因突变

生长停止

生长缓慢

大量消耗机体营养，挤占健康细胞生存空间

正常细胞

破坏正常组织和器官功能

癌细胞无限分裂

癌细胞会通过人体循环系统，转移扩散，蔓延全身

医学方法抗癌

虽然癌细胞很狡猾，但是我们的免疫系统也不是吃素的，它们一直在兢兢业业地打击癌细胞。

抗癌专员 T 淋巴细胞

特长：可以杀死癌细胞、受感染细胞、受损细胞。

它是免疫系统清除癌细胞的中坚力量。

抗癌助手 No.1

细胞毒性 T 淋巴细胞相关蛋白4（CTLA-4）

职责：免疫反应过激时，它会抢占部分动员信号，以免动员过多的抗癌专员。

抗癌助手 No.2

程序性死亡受体1（PD-1）

职责：帮助抗癌专员认清目标对象是不是要被消除的癌细胞。

抗癌药物

在 20 世纪 90 年代，人们弄清了 T 淋巴细胞抗癌助手的职责特征，在此之后，科学家发明了两种治疗癌症的药物。

CTLA-4 抑制剂

工作地点：淋巴器官

CTLA-4 能抑制 T 淋巴细胞的数量，而 CTLA-4 抑制剂反过来抑制 CTLA-4 的功能，因此人体会有大量的 T 淋巴细胞对抗癌细胞。

PD-1 抑制剂

工作地点：肿瘤微环境

精心呵护 PD-1，认出每一个癌细胞。

外科手术

为了抗击癌症，医生有时会将被癌细胞侵占的组织切除。但如果癌细胞已经扩散，这种方法则效果不佳。

化疗

使用化学药物杀死癌细胞。这是一种全身性治疗手段，但同时会损害健康的细胞。

放疗

放疗是利用放射线杀死癌细胞的手段，是一种局部性治疗方法。这种方法同时也会损害健康的细胞。

可怕的杀手

在我们生活的环境中也有很多看不见的杀手，时刻威胁着我们的健康。

一号杀手 致病细菌

特点：无处不在

习性：制造致命化合物，使人的神经停止工作

危险点：如果环境适宜，它们能成倍分裂

引发的疾病代表：腹泻

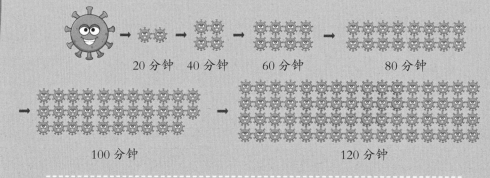

细菌的复制能力示意图

20分钟 40分钟 60分钟 80分钟

100分钟 120分钟

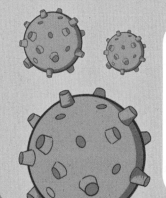

二号杀手 致病病毒

特点：把细胞当作傀儡

习性：附着在细胞里，劫持细胞的控制系统，迫使细胞复制病毒

危险点：病毒在人咳嗽或打喷嚏时，可以借助飞沫进入空气，把病毒传播给其他人

引发的疾病代表：感冒

三号杀手 致病原虫

特点：可寄生于生物的体内

习性：靠其他生物存活

危险点：存在于肠道、血液这样能制造毒素，引起疾病的地方

引发的疾病代表：疟疾

四号杀手 立克次氏体

立克次氏体生活在虱子、跳蚤、蟑虫等的体内，这些虫子在吸血时，会将这种立克次氏体传播到人的体内。

危险点：隐藏在细胞中，很难被发现

引发的疾病代表：斑疹伤寒

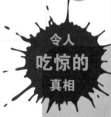

令人**吃惊的**真相

细菌、病毒、原虫，都属于微生物，它们已经存在了很长时间，比大多数被它们侵害的生物存在的时间都要长。

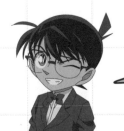

我们身体的免疫系统一直在与这些可怕的杀手战斗，想了解免疫系统，请看《名侦探柯南 科学营地系列 6 人体》。

人类对抗病原体

医学的发展，让人类战胜了很多疾病。

可怕的疾病 1
白喉

罪魁祸首：白喉杆菌

白喉杆菌能够制造出毒素损害神经，中断神经的正常工作，从而导致心力衰竭，甚至死亡。

治疗方法：注射白喉抗毒素

罪魁祸首：鼠疫耶尔森菌

鼠疫耶尔森菌会攻击大脑和血液，也会入侵人的肺部。大量的病菌会瓦解人体的活细胞，最终致人死亡。

治疗方法：注射链霉素

可怕的疾病 2
鼠疫

可怕的疾病 3
霍乱

罪魁祸首：霍乱弧菌

霍乱弧菌会使肠液分泌显著增多，导致水和盐过量排出（腹泻、呕吐），如得不到及时治疗，严重者会因脱水而死亡。

治疗方法：补充水及电解质，辅以抗菌治疗

罪魁祸首：黄热病病毒

黄热病病毒经由蚊子叮咬传播，得了这种病会全身疼痛、呕吐、腹泻等，严重者耳朵、鼻子等会出血。

预防方法：切断传播途径，接种疫苗，等等

可怕的疾病 4
黄热病

可怕的疾病 5
天花

罪魁祸首：天花病毒

天花病毒能够通过接触和飞沫传播。天花传染性强，痊愈后会留下明显的瘢痕。

预防方法：接种牛痘疫苗

一个事实：天花是唯一被消灭的传染病。

阿笠全知道

什么是疫苗？

用细菌、病毒等制成的，能让机体产生免疫力的生物制品。

疫苗注射进人体，是怎么工作的呢？

疫苗注射进人体后，人体内的免疫系统会对其进行识别，并产生相应的抗体。等到下次病原微生物真正入侵人体时，机体的免疫系统就能迅速进入防御状态。

新来的可怕疾病

我们会战胜可怕的疾病，也会被新的疾病攻击。

No.1 军团菌病

首次报告时间：1976 年

罪魁祸首：军团菌。军团菌主要寄生在水体中的原虫中，或者寄生在淋浴龙头、空调系统等人工系统中的微生物中。

症状：咳嗽，胸痛，发烧，畏寒。

治疗方法：抗生素。

No.2 莱姆病

首次报告时间：1975 年

罪魁祸首：伯氏疏螺旋体。主要通过蜱虫叮咬吸血而感染。

症状：肠绞痛，发热，皮疹，脖子僵硬，关节疼痛。

治疗方法：抗生素。

No.3 埃博拉出血热

首次报告时间：1976 年

罪魁祸首：埃博拉病毒。主要通过接触血液和呕吐物之类的体液而感染。

症状：头疼，耳朵、眼球、臀部等多个身体部位出血。

治疗方法：无特殊治疗方法。

No.4 艾滋病

首次报告时间：1981 年

罪魁祸首：艾滋病病毒。艾滋病病毒躲藏在 $CD4^+T$ 淋巴细胞中，然后反过来攻击、杀死 $CD4^+T$ 淋巴细胞，导致人体免疫系统瘫痪。

症状：免疫力低下，易感染各种疾病。

治疗方法：尚无有效治疗方法。

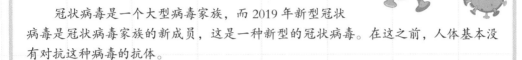

No.5 新型冠状病毒肺炎

首次报告时间：2019 年 12 月

罪魁祸首：2019 年新型冠状病毒

症状：主要表现为发热、干咳、乏力。

　　冠状病毒是一个大型病毒家族，而 2019 年新型冠状病毒是冠状病毒家族的新成员，这是一种新型的冠状病毒。在这之前，人体基本没有对抗这种病毒的抗体。

　　感染新型冠状病毒肺炎的患者，一般会有鼻塞、流涕、咽痛、肌痛、腹泻等症状。

　　轻型患者表现为低热、轻微乏力等。

　　重症患者会出现呼吸困难、低氧血症等。

　　危重型患者会出现急性呼吸窘迫综合征、脓毒症休克、难以纠正的代谢性酸中毒、出凝血功能障碍、多器官衰竭等。

　　传播方式：呼吸道飞沫传播——打喷嚏、咳嗽等；密切接触传播——用接触过病毒的手挖鼻孔、揉眼睛等。

　　预防方法：接种疫苗。

　　目前我们国家已经研制出了有效预防新型冠状病毒的疫苗，按照要求接种疫苗，身体就会有和病毒对抗的武器。

生活中我们可以做到：

 勤洗手

 尽量避免握手、拥抱等亲密社交行为

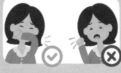 打喷嚏或者咳嗽时，注意遮挡口鼻，防止将病毒传播给其他人

 常居家、不聚集、不扎堆

 使用过的废纸，务必丢入垃圾桶内

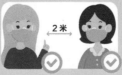 人与人之间自觉保持 2 米安全距离

科学家的成就

在人类与疾病的抗争史上，总少不了一群伟大的科学家，兢兢业业地保护着人类的健康。

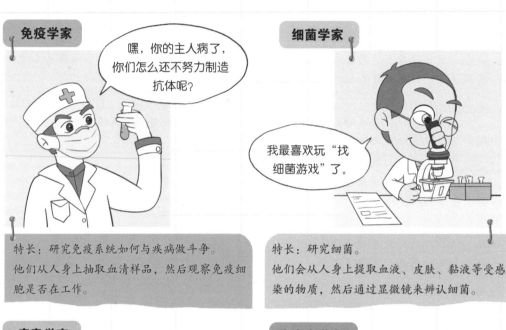

免疫学家

嘿，你的主人病了，你们怎么还不努力制造抗体呢？

细菌学家

我最喜欢玩"找细菌游戏"了。

特长：研究免疫系统如何与疾病做斗争。
他们从人身上抽取血清样品，然后观察免疫细胞是否在工作。

特长：研究细菌。
他们会从人身上提取血液、皮肤、黏液等受感染的物质，然后通过显微镜来辨认细菌。

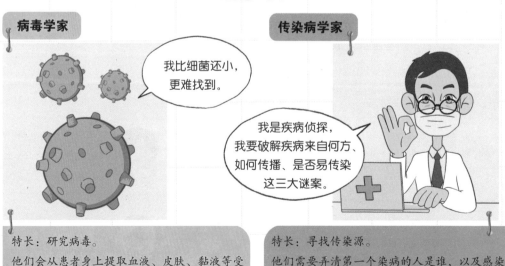

病毒学家

我比细菌还小，更难找到。

传染病学家

我是疾病侦探，我要破解疾病来自何方、如何传播、是否易传播这三大谜案。

特长：研究病毒。
他们会从患者身上提取血液、皮肤、黏液等受感染的物质，通过电子显微镜来寻找病毒。

特长：寻找传染源。
他们需要弄清第一个染病的人是谁，以及感染者通过何种方式将这种病传染给了谁。

抗生素

很早以前，科学家就发现某些微生物对另外一些微生物的生长繁殖有抑制作用，这种现象被称为"抗生"。最早发现的抗生素就是青霉素，它能把人从死亡边缘救回来。

发现青霉素的科学家叫弗莱明，他是从青霉菌中发现青霉素的。为了获得青霉素，人们做了哪些努力呢？

1 弗莱明发现这种霉菌的强度不够，不能杀死人体内的病菌，需要进行提纯。

2 弗莱明培养青霉菌菌株，并将菌株提供给英国病理学家弗洛里和德国生化学家钱恩。

3 钱恩提炼出了一点点青霉素。

4 弗洛里在一种甜瓜上发现了可供大量提取青霉素的霉菌。

抗毒素

抗毒素是毒素的对应抗体。把它注射到机体内，就能帮助其抗击某种疾病。这种治疗方法也被称作"血清疗法"。

1. 将破伤风毒素注射到兔子体内。

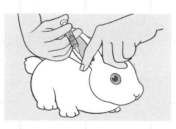

2. 这些毒素并没有危及兔子的性命，反而让它生出了对抗这种毒素的抗体。

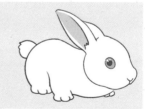

3. 科学家将抗体注射进小白鼠体内。

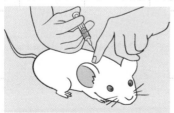

4. 科学家又将破伤风毒素注入小白鼠体内。

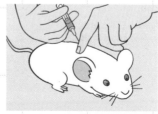

结论：兔子的抗毒素保护了小白鼠，小白鼠并没有得破伤风。

想成为一名洞察世事的优秀侦探，你首先要有足够的知识储备。用知识武装头脑，用科学解开谜题。

请判断正误，并在对应的括号中打√或者 ×。

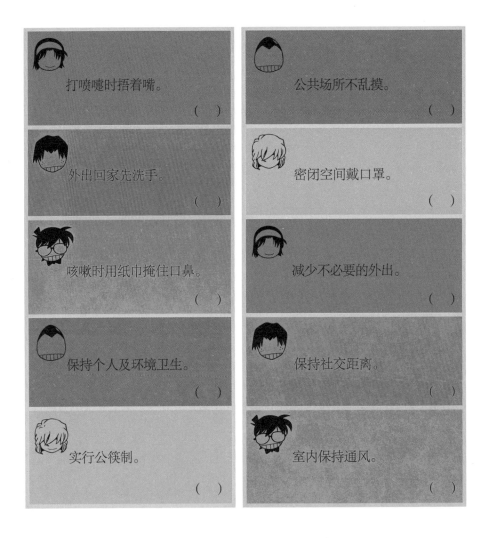

打喷嚏时捂着嘴。
（　）

公共场所不乱摸。
（　）

外出回家先洗手。
（　）

密闭空间戴口罩。
（　）

咳嗽时用纸巾掩住口鼻。
（　）

减少不必要的外出。
（　）

保持个人及环境卫生。
（　）

保持社交距离。
（　）

实行公筷制。
（　）

室内保持通风。
（　）

判断题每题2分。

得分合计：

列车手法

意外事件

侦探之眼

两面式的外套，
主动挑起的争端，
凶手在作案前
做足了铺垫。

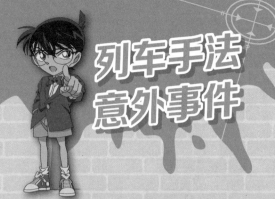

列车手法意外事件

柯南、毛利小五郎和毛利兰准备搭车返回东京。在花之街车站等待换乘时，他们偶遇了一起命案。死者是意外身亡，还是被人杀害？柯南从死者手臂上的注射针孔发现了答案。

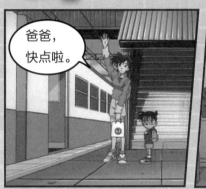

爸爸，快点啦。

去哪啊？不是搭这班车吗？

不是。这班车是花之街线，我们要搭的车是停在上面的汤之山线。

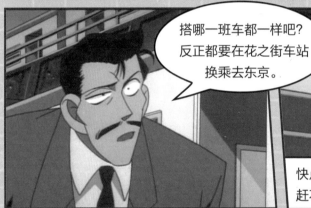

搭哪一班车都一样吧？反正都要在花之街车站换乘去东京。

快点吧！要不然赶不上车了。

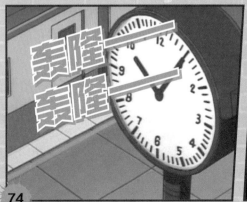

轰隆——轰隆——

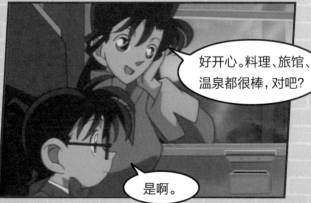

好开心。料理、旅馆、温泉都很棒，对吧？

是啊。

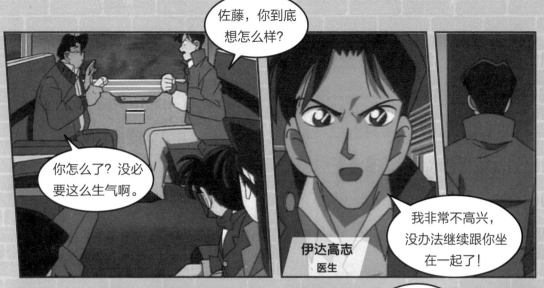

佐藤，你到底想怎么样？

你怎么了？没必要这么生气啊。

伊达高志
医生

我非常不高兴，没办法继续跟你坐在一起了！

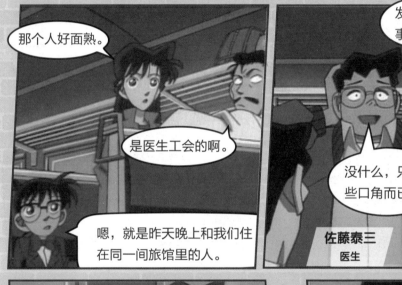

那个人好面熟。

是医生工会的啊。

嗯，就是昨天晚上和我们住在同一间旅馆里的人。

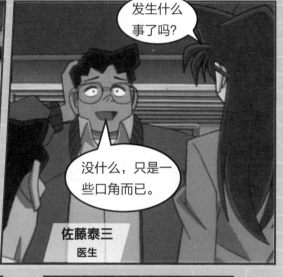

发生什么事了吗？

没什么，只是一些口角而已。

佐藤泰三
医生

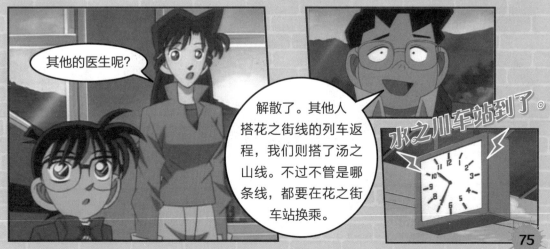

其他的医生呢？

解散了。其他人搭花之街线的列车返程，我们则搭了汤之山线。不过不管是哪条线，都要在花之街车站换乘。

水之川车站到了。

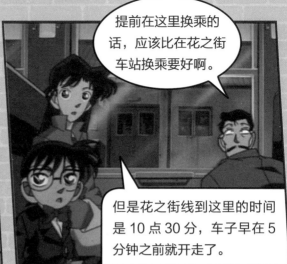

提前在这里换乘的话，应该比在花之街车站换乘要好啊。

但是花之街线到这里的时间是 10 点 30 分，车子早在 5 分钟之前就开走了。

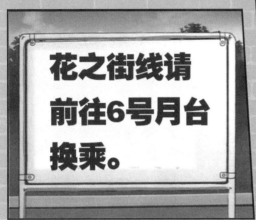

花之街线请前往6号月台换乘。

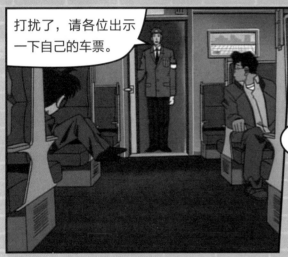

打扰了，请各位出示一下自己的车票。

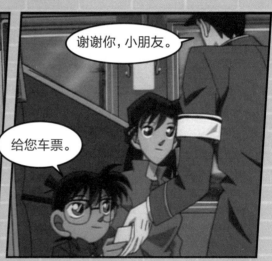

谢谢你，小朋友。

给您车票。

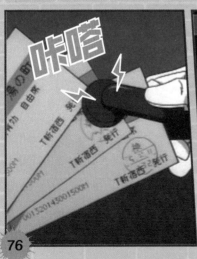

咔嗒

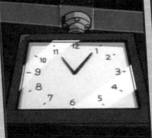

汤之山线的列车已经到达花之街车站，需要继续前往东京的乘客请到 7 号月台换乘。

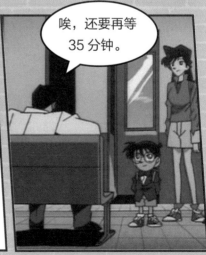

唉，还要再等 35 分钟。

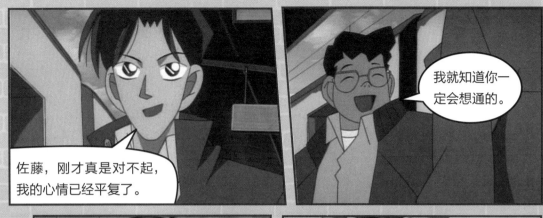

佐藤，刚才真是对不起，我的心情已经平复了。

我就知道你一定会想通的。

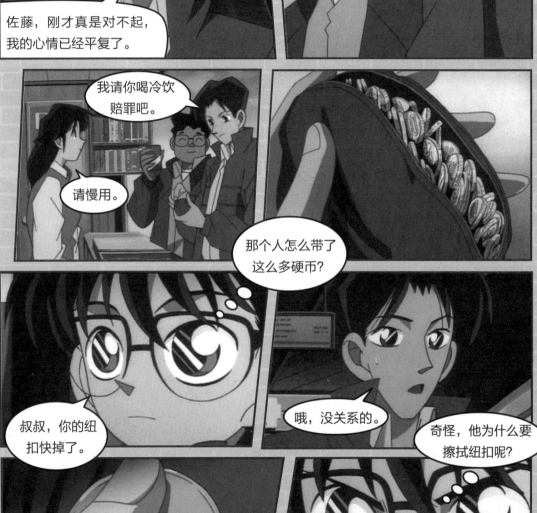

我请你喝冷饮赔罪吧。

请慢用。

那个人怎么带了这么多硬币？

叔叔，你的纽扣快掉了。

哦，没关系的。

奇怪，他为什么要擦拭纽扣呢？

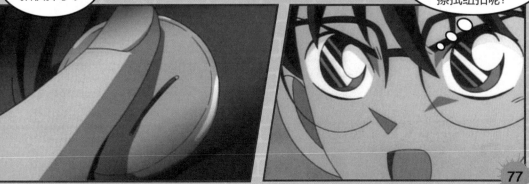

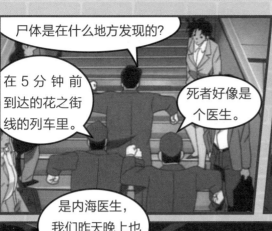

尸体是在什么地方发现的？

在 5 分钟前到达的花之街线的列车里。

死者好像是个医生。

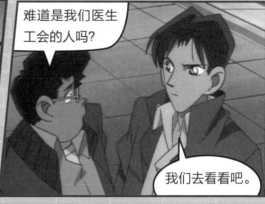

难道是我们医生工会的人吗？

我们去看看吧。

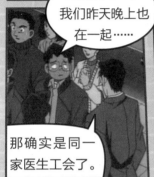

是内海医生，我们昨天晚上也在一起……

那确实是同一家医生工会了。

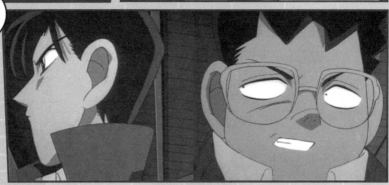

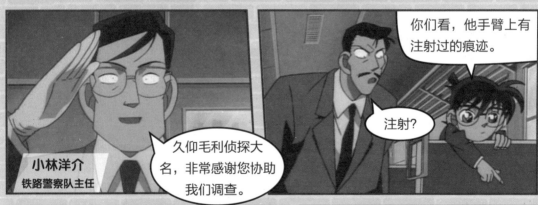

小林洋介
铁路警察队主任

久仰毛利侦探大名，非常感谢您协助我们调查。

你们看，他手臂上有注射过的痕迹。

注射？

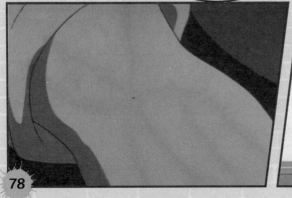

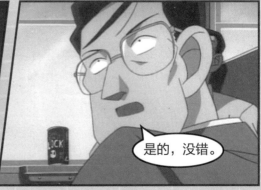

是的，没错。

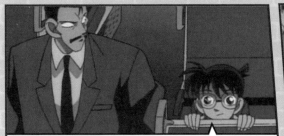

只要通过静脉注射高浓度的氯化钾，就会出现和心脏衰竭一模一样的死亡症状。车上应该有氯化钾和注射器这些东西。

可是没有找到注射器。

这不是意外，这一定是一起杀人事件！

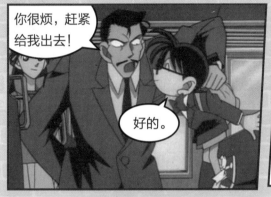

你很烦，赶紧给我出去！

好的。

这就是一起单纯的抢劫杀人案，因为他的钱包里一毛钱都不剩。

但是有必要折断手指吗？

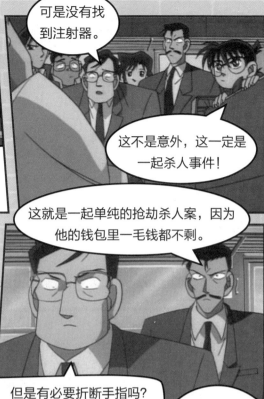

花之街线的车和汤之山线的是平行的，只有花之街车站和水之川车站是共同的停靠站。

那还需要特意通过注射来杀害他吗？

可能是凶手的身材很魁梧，作案时几乎折断了他的手指。

是，那是快到花之街车站的时候。他给了我一张万元纸钞，但是我没有可以找开的千元纸钞了。

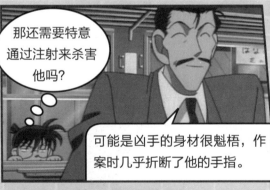

被害人曾经在 10 点 50 分左右买过饮料吗？

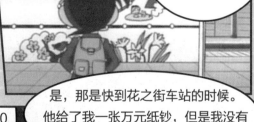

所以只能全部用硬币给他找零。

发生命案的列车也在 10 点 30 分在水之川车站中途停车，问题是作案的时间。

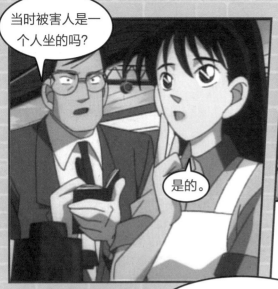

当时被害人是一个人坐的吗？

是的。

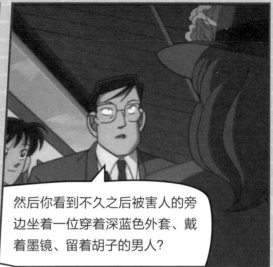

然后你看到不久之后被害人的旁边坐着一位穿着深蓝色外套、戴着墨镜、留着胡子的男人？

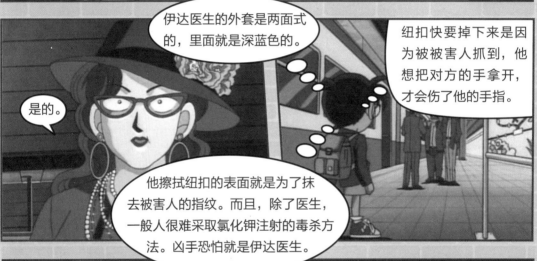

伊达医生的外套是两面式的，里面就是深蓝色的。

是的。

纽扣快要掉下来是因为被被害人抓到，他想把对方的手拿开，才会伤了他的手指。

他擦拭纽扣的表面就是为了抹去被害人的指纹。而且，除了医生，一般人很难采取氯化钾注射的毒杀方法。凶手恐怕就是伊达医生。

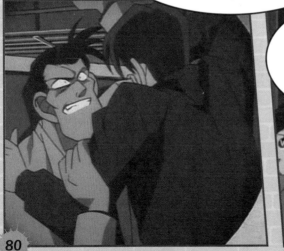

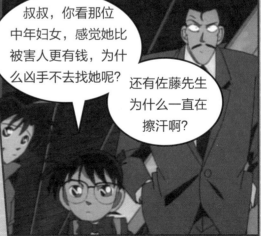

叔叔，你看那位中年妇女，感觉她比被害人更有钱，为什么凶手不去找她呢？

还有佐藤先生为什么一直在擦汗啊？

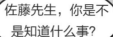

佐藤先生，你是不是知道什么事？

吵架的原因是什么？

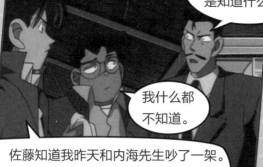

我什么都不知道。

佐藤知道我昨天和内海先生吵了一架。

他说我从药商那里收取了回扣，但是我根本没做过那种事。

难道你们怀疑是我杀了他吗？

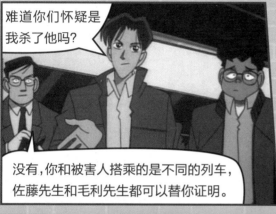

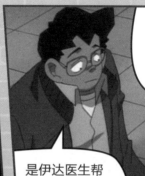

叔叔，你为什么选了汤之山线的车而没有选花之街线的呢？

没有，你和被害人搭乘的是不同的列车，佐藤先生和毛利先生都可以替你证明。

是伊达医生帮我买的票。

决定要搭乘汤之山线列车和主动挑起争端的都是伊达医生。

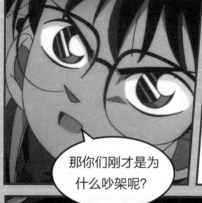

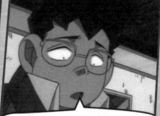

那你们刚才是为什么吵架呢？

伊达医生坚持不肯收车票钱，我把钱强行塞给他，他突然就生气地走了。

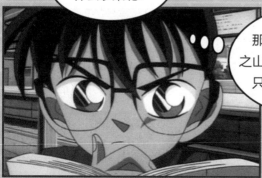

那段时间如果要从汤之山线换乘到花之街线，只能在水之川车站。

可是被害人搭乘的花之街线到达水之川车站的时间是 10 点 30 分，我们搭乘的汤之山线则是在 10 点 35 分到达……

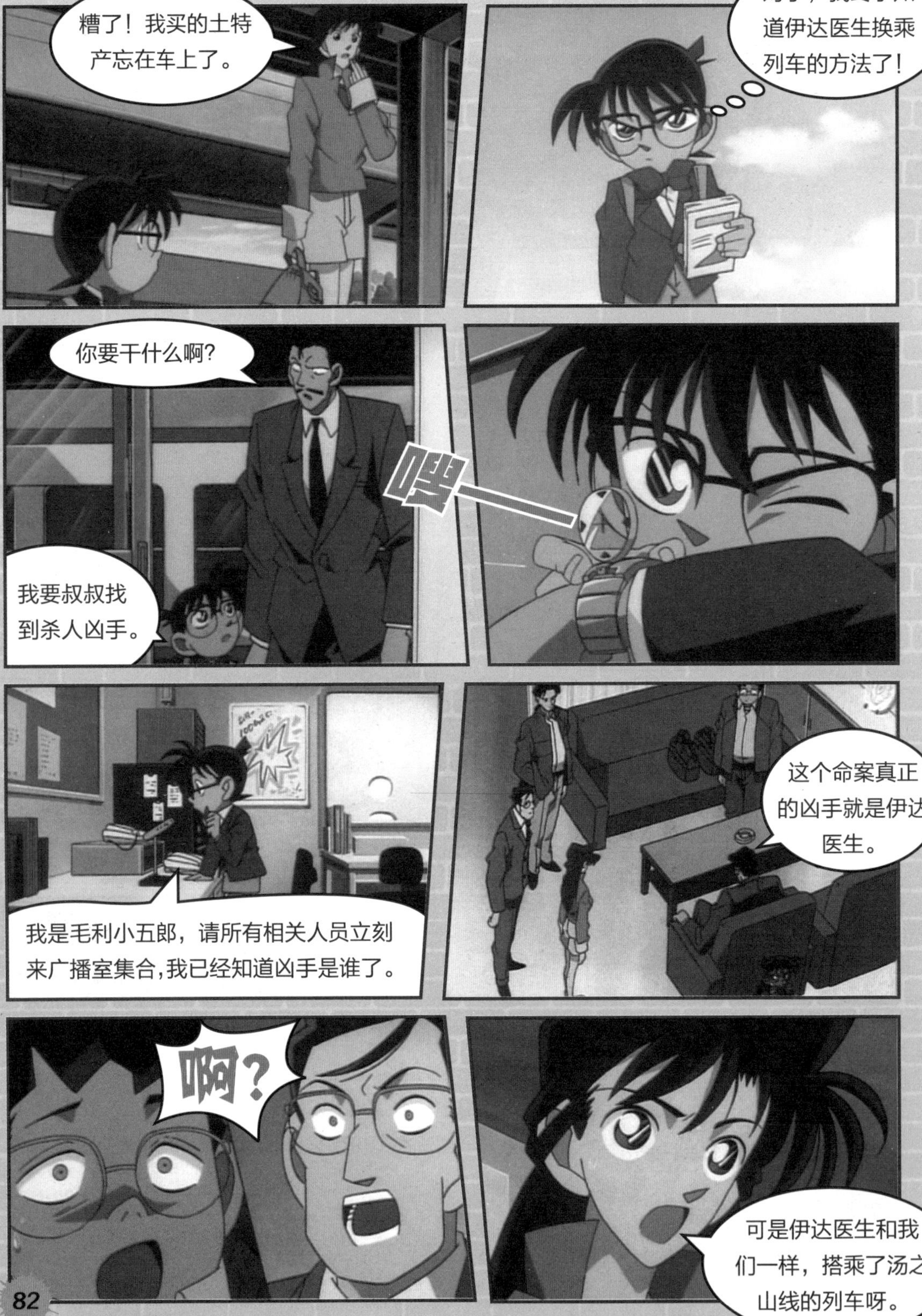
糟了！我买的土特产忘在车上了。
对了，我终于知道伊达医生换乘列车的方法了！
你要干什么啊?
我要叔叔找到杀人凶手。
嗖——
我是毛利小五郎，请所有相关人员立刻来广播室集合,我已经知道凶手是谁了。
这个命案真正的凶手就是伊达医生。
啊?
可是伊达医生和我们一样，搭乘了汤之山线的列车呀。

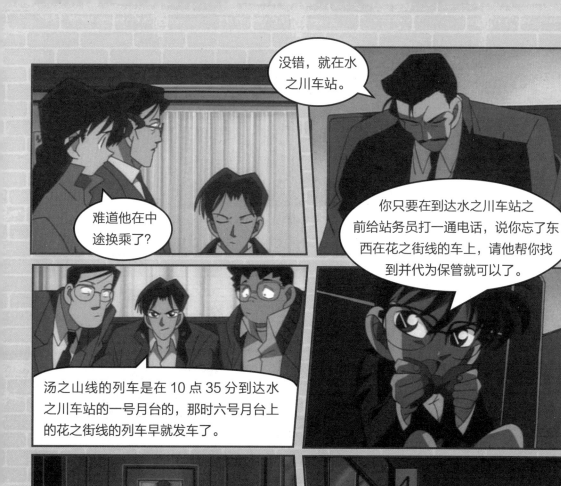

没错，就在水之川车站。

难道他在中途换乘了？

你只要在到达水之川车站之前给站务员打一通电话，说你忘了东西在花之街线的车上，请他帮你找到并代为保管就可以了。

汤之山线的列车是在 10 点 35 分到达水之川车站的一号月台的，那时六号月台上的花之街线的列车早就发车了。

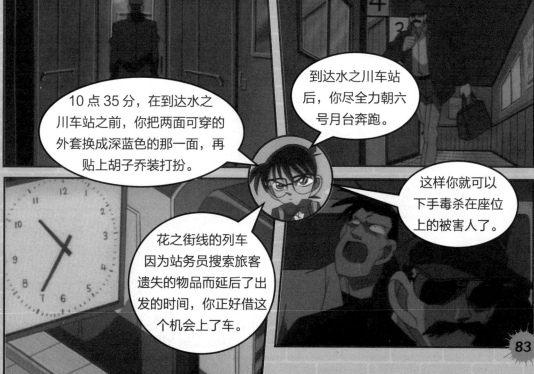

10 点 35 分，在到达水之川车站之前，你把两面可穿的外套换成深蓝色的那一面，再贴上胡子乔装打扮。

到达水之川车站后，你尽全力朝六号月台奔跑。

这样你就可以下手毒杀在座位上的被害人了。

花之街线的列车因为站务员搜索旅客遗失的物品而延后了出发的时间，你正好借这个机会上了车。

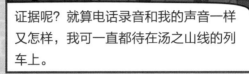

和毛利先生推理的一样，电话和搜索都是事实，但我们并没有找到所谓遗失的东西。

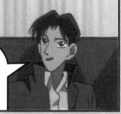

证据呢？就算电话录音和我的声音一样又怎样，我可一直都待在汤之山线的列车上。

那请你把车票拿出来，你如果没有换车，车票上应该会留下验票的痕迹。

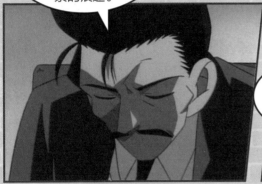

请把车票拿出来吧。

我的车票已经不见了。

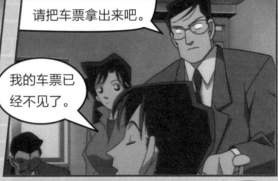

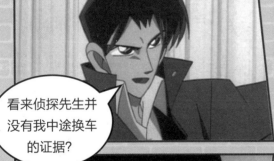

看来侦探先生并没有我中途换车的证据？

不好意思，我很忙，没时间奉陪了。

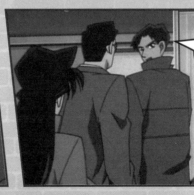

请问你还有什么事吗？

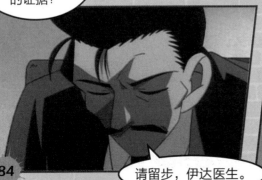

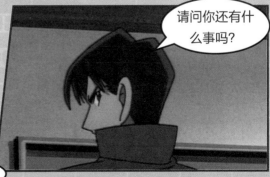

请留步，伊达医生。

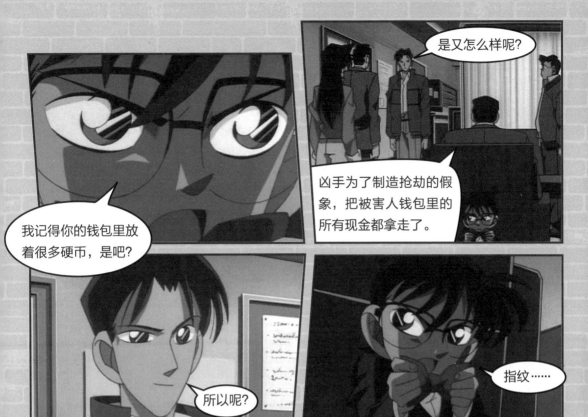

是又怎么样呢?

凶手为了制造抢劫的假象,把被害人钱包里的所有现金都拿走了。

我记得你的钱包里放着很多硬币,是吧?

所以呢?

指纹……

我指的是售货员的指纹。

你如果没有搭乘花之街线的列车,那么你钱包里的硬币上为什么会有花之街线的列车上的售货员的指纹呢?

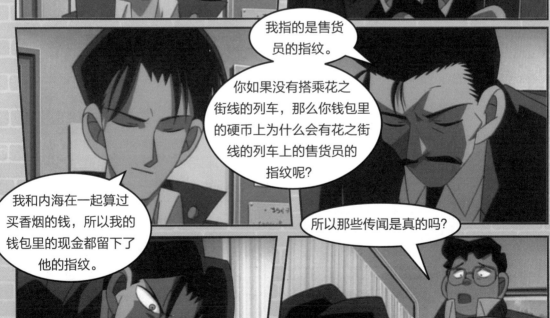

我和内海在一起算过买香烟的钱,所以我的钱包里的现金都留下了他的指纹。

所以那些传闻是真的吗?

啊啊!?

没错,我的确拿了药商的回扣,刚好被他发现了……

85

阿笠博士科学馆

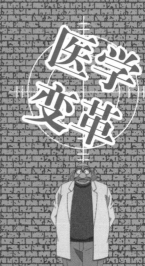

欢迎来到"阿笠博士科学馆"，我是发明家阿笠博士。

毛利小五郎带着柯南和毛利兰出去游玩时，在列车上碰上一宗谋杀案，凶手用注射器注射氯化钾实施了行凶计划。

注射器是什么时候被发明出来的？在医学史上还发生了哪些重大事件？一起去看看吧！

 ## 注射器的发明

当我们去医院打针时，都会用到一种常见的医疗用具：注射器。

每次看到尖尖的针头时，你是不是都怕得想哭？不过，我们要感谢注射器的发明。在注射器被发明前，如果要将药物送进患者的体内，就只能让患者喝下去。

比如，在现代，当病人需要进行外科手术时，麻醉医生会给病人注射麻醉剂，但据说在神医华佗那个时代，人们会喝麻沸散。

注射器的发明过程

15 世纪，意大利人卡蒂内尔提出注射器的原理。

1657 年，英国人博伊尔和雷恩进行了第一次人体试验。

1844 年，爱尔兰医生弗朗西斯发明了真空针。

1853 年，法国人普拉沃兹发明了第一个白银注射器，并与亚历山大·伍德第一次将针筒和针头组合在一起。

1869 年，法国人吕易尔制造出第一个全玻璃注射器。

1956 年，新西兰医生科林·默多克发明了一次性塑料注射器。

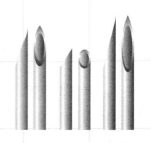

▲ 用于皮下注射的不同斜面的针头

无针高压注射器

无针高压注射器的发明，是医用注射技术的一次革命。相比其他的注射器来说，它有很多优势。

1　无针注射借助高压将药物喷出并注射到皮肤下，药物水柱非常细，所以痛感较小。

避免重复使用注射针头、针筒带来的感染风险。　2

3　避免了断针、重复注射等突发情况。

注射原理改变，药液在皮下呈弥散分布，起效时间更快，药物吸收率更高。　4

5　减少医疗垃圾。

注射器的发明，以及每一处细节的改进，都在向着人性化和有效性不断前进。

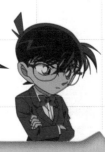

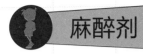

麻醉剂

以下三种情况，你觉得哪种最疼？

A. 打针　B. 刀划破手指　C. 刮骨疗毒

相信大部分人都会选"C"吧！什么是刮骨疗毒？这个故事的主角是三国时期的关羽。

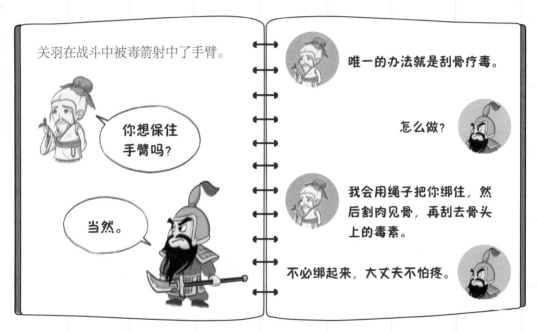

关羽在战斗中被毒箭射中了手臂。

你想保住手臂吗？

当然。

唯一的办法就是刮骨疗毒。

怎么做？

我会用绳子把你绑住，然后割肉见骨，再刮去骨头上的毒素。

不必绑起来，大丈夫不怕疼。

看了这个故事，是不是觉得打针根本不疼了？你可能会问，为什么大夫不给关羽用麻药呢，那样不就不疼了吗？

这是因为当时的大夫并没有麻醉药。

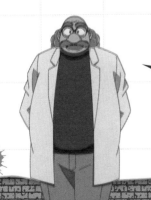

人们采用一氧化二氮、乙醚、氯仿等化学麻醉剂进行外科手术的历史并不长。

在"有毒的气体"部分，我们认识了一氧化二氮，它有一个功能，就是用作外科手术的麻醉剂。

麻醉剂能使机体或机体局部暂时失去知觉、痛觉。在外科手术中，注射麻醉剂是必不可少的环节。

你知道吗？据说最早的麻醉剂诞生于中国。

世界上第一种麻醉剂

名称：麻沸散

发明者：华佗

发明时间：公元 2 世纪

麻沸散是一种用中药材熬成的汤汁，使用方法是口服。不过，华佗所创的麻沸散处方后来失传了。

其他麻醉剂

名称：一氧化二氮

发现时间：18 世纪

西医发现，一氧化二氮具有麻醉作用，但是其麻醉时间特别短，所以现在并不常用。

1846 年，威廉·莫顿采用乙醚进行麻醉，成功实施了手术。

1847 年，辛普森使用氯仿作为麻醉剂，为病人进行了手术。

1880 年，威廉·梅斯文使用导管，将氯仿气体直接输入病人的气管。这个方法沿用至今。

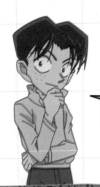

一氧化二氮也被称为笑气。

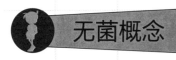

无菌概念

与微生物作战

人类与微生物之间的斗争，是从法国的微生物学家路易斯·巴斯德开始的。

回顾巴斯德的一生

1865 年，巴斯德意外打开微生物世界的大门，这都要从一家法国酿酒厂的老板说起。

那天，酿酒厂老板愁容满面地出现在巴斯德面前，跟他诉说现在酿酒厂的艰难处境。酿酒厂的酒液时常不知缘由地变酸，只能作废弃处理，损失惨重。所以，酿酒厂老板想请求巴斯德帮他找到酒变酸的原因。

对于酒变酸这一奇怪现象，巴斯德十分感兴趣，他开始着手调查。

他用显微镜分别观察了好酒和变质酒，发现了两种不同的微生物，令酒变质的正是其中一种微生物。如果要保证酒的品质，那么必须消灭这些令酒变质的微生物。要如何杀死这些微生物呢？巴斯德不断钻研，经过大量的实验，终于找到了一种可行的方法，他将这种方法命名为"巴氏灭菌法"。

此后，巴斯德开始着迷于各种微生物，这些微生物虽然个头小，但却能让食物变质。他开始提取和培养细菌，特别是一些容易致病的细菌，然后针对这些细菌研制疫苗。在助手的帮助下，巴斯德在 1880 年研制出了鸡霍乱疫苗。时隔一年，也就是 1881 年，他又研制出了炭疽疫苗。在 1889 年，他研制出了狂犬病疫苗。

因为巴斯德在微生物界的杰出贡献，他也被人称为"微生物创始人"。

巴斯德打开了微观世界的大门，之后，医学家们花了很多的精力跟细菌、病毒等看不见的微生物作战。

最终，医学家们有了一个重大发现：只要能找到这些微生物的天敌，就能极大程度地维护人类的健康。人类与微生物的战斗史上最耀眼的两个人是约瑟夫·李斯特和亚历山大·弗莱明。

医学报告

报告人：约瑟夫·李斯特
职业：外科医生

通过对比术后病人的康复情况，我观察到两种现象：
闭合性骨折（没有破皮的骨折），无论伤势多重，一般不会化脓。
开放性骨折（破了皮的骨折），即使伤势很轻，一般都会化脓。

一个偶然的机会，我读到了法国生物学家路易斯·巴斯德的一篇论文，它给我打开了细菌学说的大门。

结论：外科医生要洗掉手上看不见的东西，患者术后才不会那么容易化脓，可以减少感染。

发明创造：石炭酸灭菌法。
外科医生术前要认真洗手消毒；确保使用的器皿和敷料都用石炭酸浸泡消毒；手术室要用石炭酸喷雾消毒。

点评：这是外科消毒的起源，是外科学的里程碑事件。

李斯特发明的一系列灭菌措施效果惊人：在使用这一灭菌方法的最初 3 年，手术患者的死亡率大幅度降低。

通过不断地改进，现代医学已经建立了一整套无菌原则，比如手套怎么戴、镊子怎么拿、纱布怎么换、防护服怎么穿等。每个医护人员都必须掌握。

发现抗生素

在前面"科学家的成就"部分，我们提到了青霉素，它的发现者是亚历山大·弗莱明。弗莱明发现青霉素是缘于偶然。

观察日记

观察对象：细菌

观察记录：

　　一次实验结束后，我没有及时清洗金黄色葡萄球菌培养皿，就那样放在桌上了。后来，我却意外发现未清洗的培养皿中长毛了，而金黄色葡萄球菌消失不见了！

观察记录补充： 一个与空气意外接触过的金黄色葡萄球菌培养皿中长出了一团青绿色霉菌。通过显微镜，我发现霉菌周围的葡萄球菌菌落已经被溶解。

推测： 霉菌的某种分泌物能抑制葡萄球菌。

分析： 这种霉菌是青霉菌，它分泌的某种物质能抑制细菌生长。

点评： 青霉素既能杀死细菌，又不会损害人体细胞。但是不要滥用抗生素，否则会产生耐药性。

这是弗莱明的故事版本，你想听听霉菌的版本吗？

霉菌的故事

　　那是 1928 年，我被一阵风吹落，不偏不倚，落进了弗莱明实验室的一只装有胶冻物的盘子里。

　　这盘东西虽然不是草莓味的，但是很符合我的口味，我就准备进餐了。

　　进餐的第一步，当然是给食物消毒：喷射杀菌物质，让病菌滚远点儿。

　　后来，弗莱明回来了，他发现了我。

　　唉，倒霉的日子开始了。他开始研究我，进行各种实验，还检验我是否有毒！

　　真是太讨厌了。本来我只需要安静地享受美味，现在却要一天天奔走于各种病菌盘，用我的液体去杀死那些讨厌的病菌。

现在，一起去看看细菌的故事版本吧！

细菌大事记

曾经，我们细菌天不怕地不怕，活得潇洒、恣意。

那个时候，我们想去哪儿就去哪儿。我们最喜欢的地方就是人体的伤口，还能在那里制造让人类束手无策的麻烦。

突然有一天，准确说是 1928 年的某一天，一个科学家发现了我们的死敌——青霉素。

接下来，我们细菌的至暗时刻到来了。科学家们用青霉素制成了各种药物来杀死我们。我的一个朋友就在进攻人体时，被青霉素消灭了。

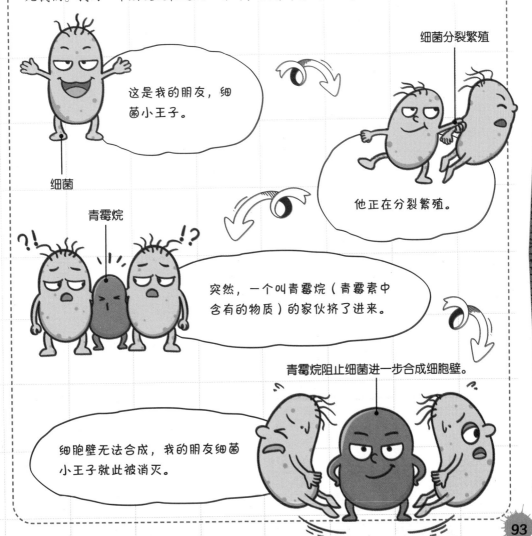

细菌

这是我的朋友，细菌小王子。

细菌分裂繁殖

他正在分裂繁殖。

青霉烷

突然，一个叫青霉烷（青霉素中含有的物质）的家伙挤了进来。

青霉烷阻止细菌进一步合成细胞壁。

细胞壁无法合成，我的朋友细菌小王子就此被消灭。

疫苗和人体免疫

疫苗的研制

在"可怕的疾病"科普部分，我们提到一种叫"天花"的疾病，这种传染病非常可怕，它的肆虐给人类带来了深重的灾难。

你还记得防治天花的方法吗？没错，就是接种牛痘疫苗。

牛痘疫苗是如何被发明的呢？我们请发明者爱德华·詹纳自己来讲述。

发明牛痘疫苗的过程

讲述者：爱德华·詹纳

天花，是一种非常可怕的传染病。

在中国古代，有一种有些危险的免疫方法。人们从患有天花的人身上采集结痂组织，研磨稀释后吹进人的鼻孔里，这样人会染上轻微的天花，痊愈后就会获得免疫力。

这种方法叫作种"人痘"。

小时候，我也接种过人痘，但是真的太痛苦了，而且留下了耳鸣的后遗症。

长大后，我立志找到治愈天花的方法。一天，我听说挤奶女工不会得天花。

虽然可能是谣言，但是我还是决定调查一番。

我找到感染了牛痘的挤奶女工，从她们身上取得样本，然后在一个男孩的手臂上切出伤口，将样本植入。

我成功了！这个男孩获得了对天花的免疫力。

历经20年，我终于实现了自己的梦想。我开心，我骄傲。

天花疫苗被发明后，人体免疫的机制被不断解释，爱德华·詹纳也因此被称为"免疫学之父"。

人体器官移植

20 世纪，医学开始进入飞速发展的阶段。很多不治之症也有了解决方法。而这其中最伟大的进展之一，无疑是器官移植。

哪里坏了换哪里，听上去简直就像神话。但是，科学家们真的实现了这一突破。

大事记：1906 年，人类尝试了第一次异体移植。医生大胆地将猪和山羊的肾脏移植到两名患者身上。

结果：当时，人们不了解排异反应，患者很快就死亡了。

大事记：1936 年，苏联医生弗洛诺伊把一名死于脑炎的患者的肾，移植给了一位汞中毒的急性肾功能衰竭者。

结果：这是世界上首例成功的人与人之间的肾移植手术，但是患者一周后去世。

大事记：1952 年，法国巴黎一名少年的右肾因为外伤被彻底损坏，需要立即切除。但是医生发现，他先天没有左肾。他的母亲恳求医生将自己健康的左肾移植给儿子。

结果：手术很成功，但术后出现排异反应，这个少年最终去世。

大事记：1954 年，双胞胎弟弟确诊患有慢性弥漫性肾小球肾炎，哥哥要求把自己的一个肾脏捐给弟弟。完成这场手术的是美国医生约瑟夫·默里。

结果：手术非常成功，弟弟术后活了 8 年。不过，人们对器官移植的很多条件和要求还不了解。

大事记：1962 年，默里进行了遗体肾脏移植。

结果：随着免疫学发展，免疫排异现象开始被医学界认识，默里第一个把免疫抑制剂用于患者，使移植肾脏的患者活了较长时间。

现在，移植手术已经很普遍，但是依然面临许多问题，主要的难题是要克服排异。

约瑟夫·默里被称为"器官移植之父"。

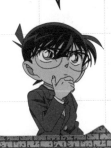

想成为一名洞察世事的优秀侦探，你首先要有足够的知识储备。用知识武装头脑，用科学解开谜题。

现代医学，是许多科学家共同努力的结果。现在来考考你，他们都做出了哪些贡献。请在对应的括号中打√或者 ×。

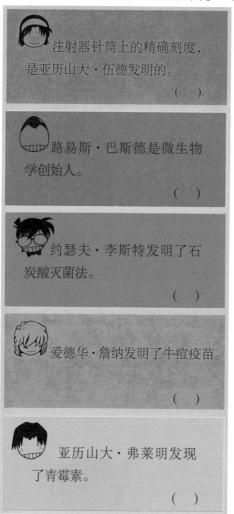

注射器针筒上的精确刻度，是亚历山大·伍德发明的。

（　　）

路易斯·巴斯德是微生物学创始人。

（　　）

约瑟夫·李斯特发明了石炭酸灭菌法。

（　　）

爱德华·詹纳发明了牛痘疫苗。

（　　）

亚历山大·弗莱明发现了青霉素。

（　　）

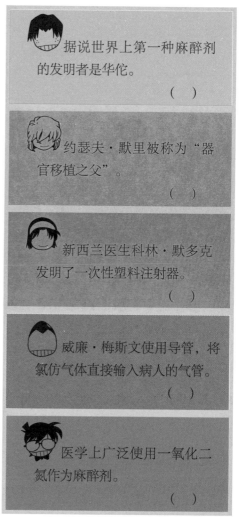

据说世界上第一种麻醉剂的发明者是华佗。

（　　）

约瑟夫·默里被称为"器官移植之父"。

（　　）

新西兰医生科林·默多克发明了一次性塑料注射器。

（　　）

威廉·梅斯文使用导管，将氯仿气体直接输入病人的气管。

（　　）

医学上广泛使用一氧化二氮作为麻醉剂。

（　　）

判断题每题2分。

得分合计：＿＿＿＿＿＿

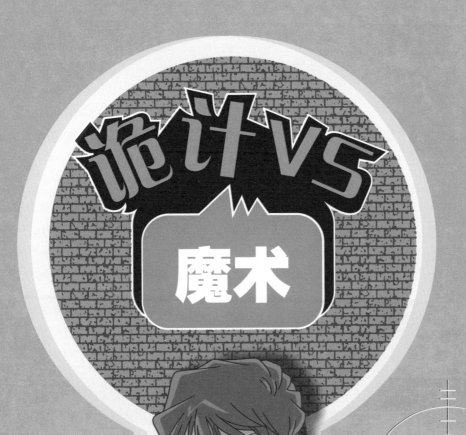

诡计VS
魔术

侦探之眼

魔术师的手
本应该给人们
带去快乐。

诡计 VS 魔术

魔术师冬城幻阳找到毛利小五郎，说自己怀疑团队里有成员想要杀害他，想请毛利小五郎帮他揪出幕后黑手。可冬城幻阳还是没能逃过凶手的魔爪，在之后的表演中溺水身亡。凶手究竟藏在哪里呢？

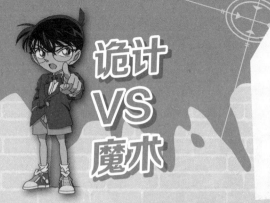

我的团队中似乎有人要杀我，我希望您能帮我揪出这个人。

冬城幻阳
魔术师

最近的两次排练中，机械突然从高空坠下，我差一点儿就……

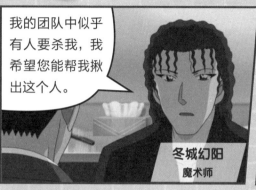

你的团队中有几名成员？

这是我今晚演出的门票。

除了我还有5个人。

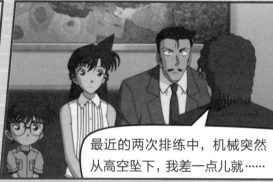

我们来约定一个紧急状况发生时的暗号吧。

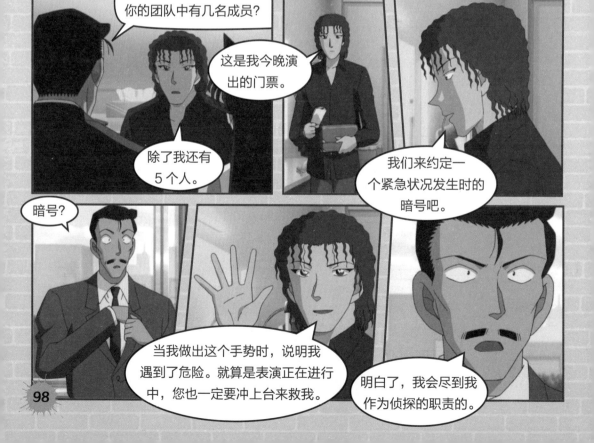

暗号？

当我做出这个手势时，说明我遇到了危险。就算是表演正在进行中，您也一定要冲上台来救我。

明白了，我会尽到我作为侦探的职责的。

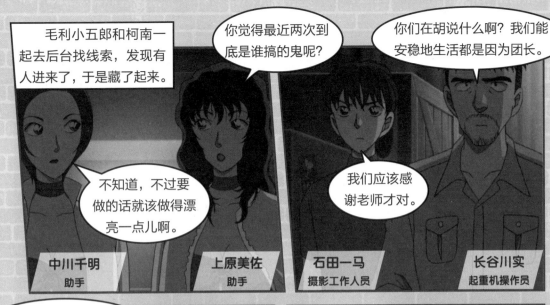

毛利小五郎和柯南一起去后台找线索，发现有人进来了，于是藏了起来。

你觉得最近两次到底是谁搞的鬼呢？

不知道，不过要做的话就该做得漂亮一点儿啊。

你们在胡说什么啊？我们能安稳地生活都是因为团长。

我们应该感谢老师才对。

中川千明
助手

上原美佐
助手

石田一马
摄影工作人员

长谷川实
起重机操作员

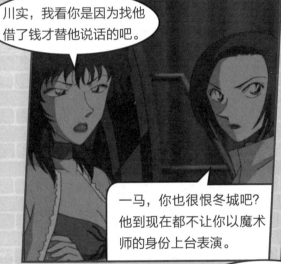

川实，我看你是因为找他借了钱才替他说话的吧。

一马，你也很恨冬城吧？他到现在都不让你以魔术师的身份上台表演。

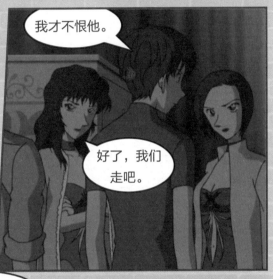

我才不恨他。

好了，我们走吧。

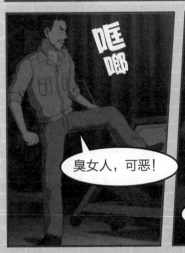

咣
嘟

臭女人，可恶！

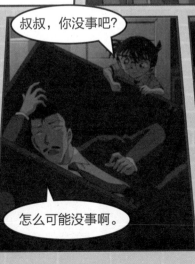

叔叔，你没事吧？

怎么可能没事啊。

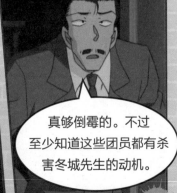

真够倒霉的。不过至少知道这些团员都有杀害冬城先生的动机。

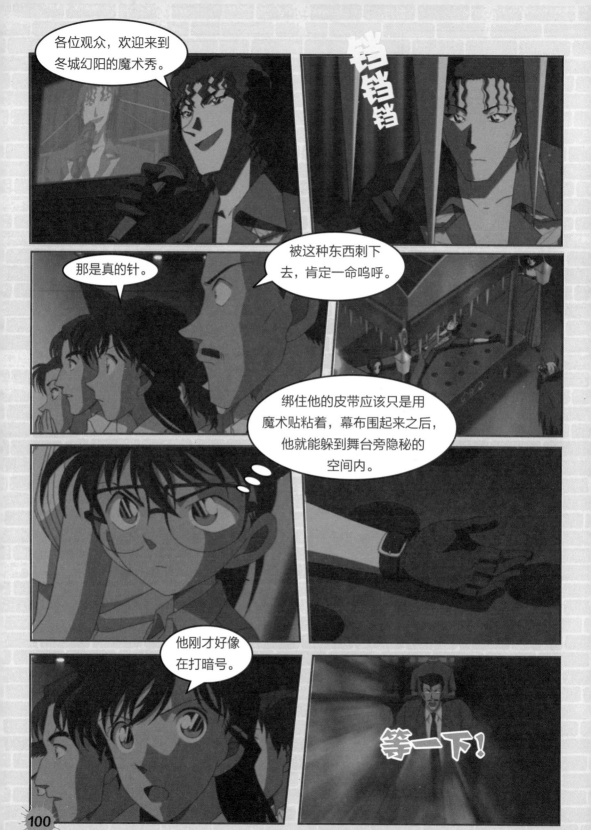

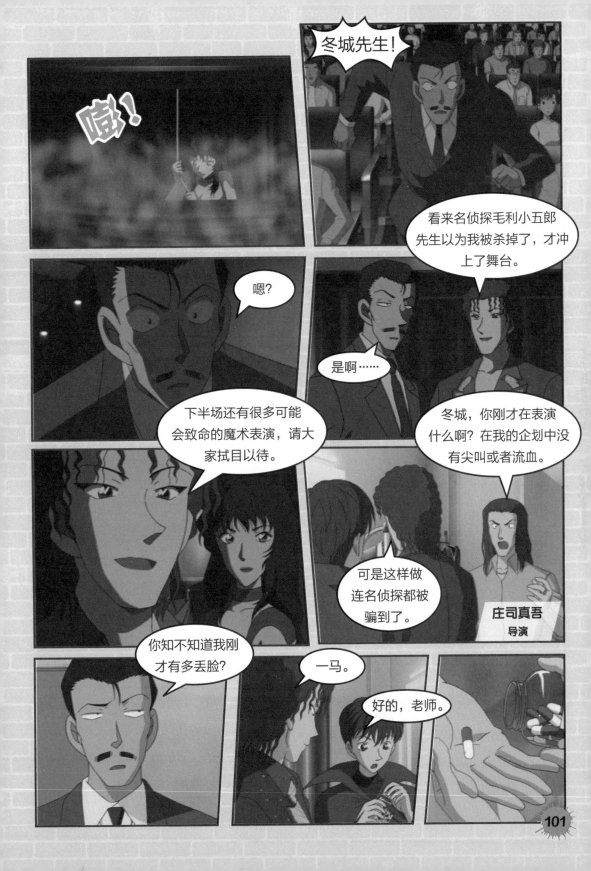

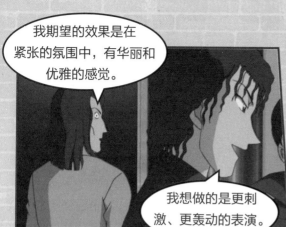

我期望的效果是在紧张的氛围中，有华丽和优雅的感觉。

我想做的是更刺激、更轰动的表演。

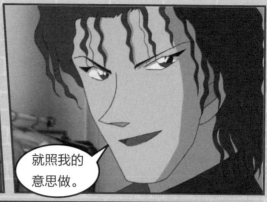

就照我的意思做。

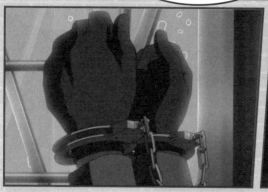

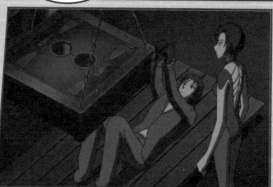

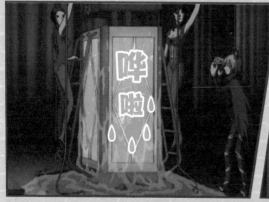

哗啦

冬城幻阳被锁进了水箱，助手慢慢将幕布拉下。

爸爸，你看。

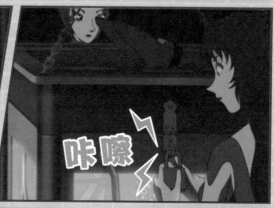

咔嚓

那只是演戏而已，他没有打暗号。

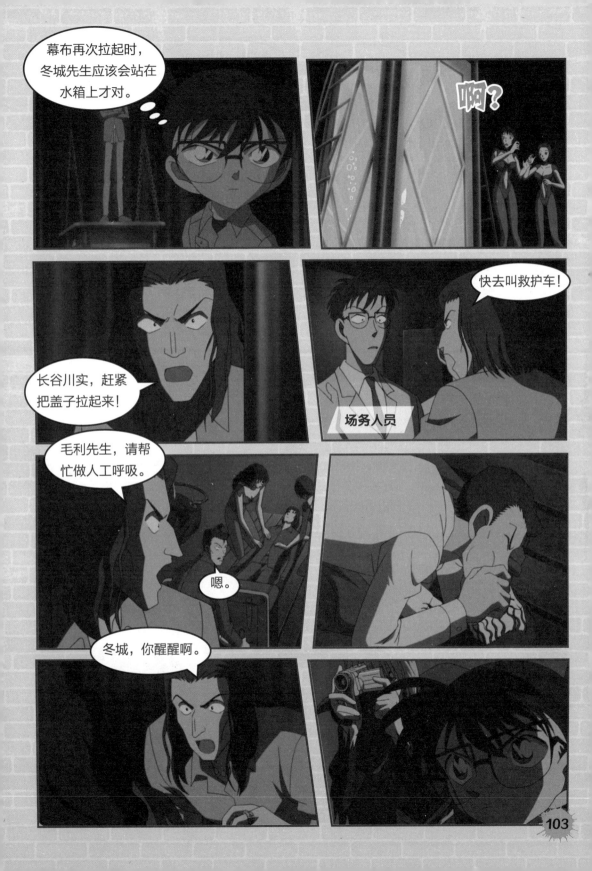

幕布再次拉起时，冬城先生应该会站在水箱上才对。

啊？

长谷川实，赶紧把盖子拉起来！

快去叫救护车！

场务人员

毛利先生，请帮忙做人工呼吸。

嗯。

冬城，你醒醒啊。

103

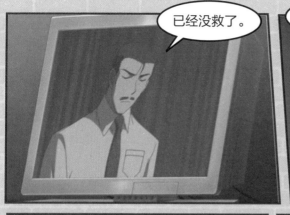

已经没救了。

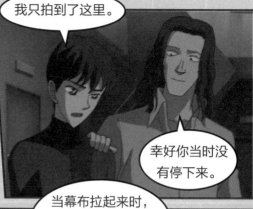

我只拍到了这里。

幸好你当时没有停下来。

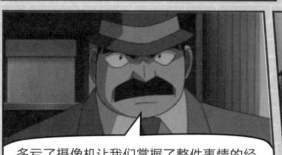

多亏了摄像机让我们掌握了整件事情的经过。不过，这个魔术本来是怎么进行的呢？

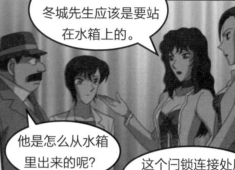

当幕布拉起来时，冬城先生应该是要站在水箱上的。

他是怎么从水箱里出来的呢？

这个闩锁连接处用来固定的轴不见了。

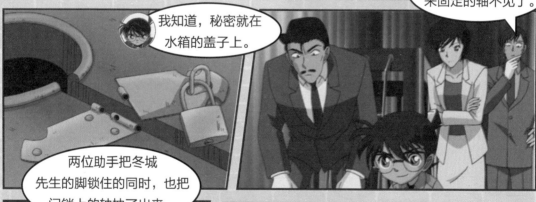

我知道，秘密就在水箱的盖子上。

两位助手把冬城先生的脚锁住的同时，也把闩锁上的轴抽了出来。

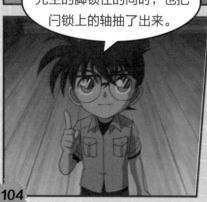

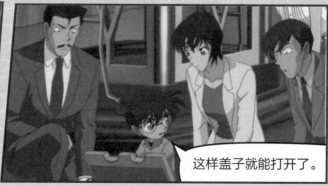

这样盖子就能打开了。

104

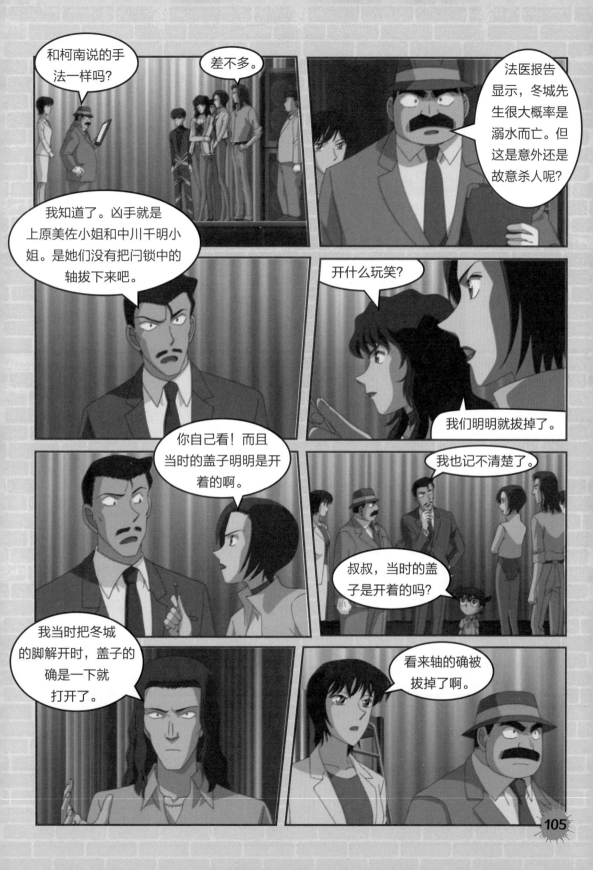

和柯南说的手法一样吗？

差不多。

法医报告显示，冬城先生很大概率是溺水而亡。但这是意外还是故意杀人呢？

我知道了。凶手就是上原美佐小姐和中川千明小姐。是她们没有把闩锁中的轴拔下来吧。

开什么玩笑？

我们明明就拔掉了。

你自己看！而且当时的盖子明明是开着的啊。

我也记不清楚了。

叔叔，当时的盖子是开着的吗？

我当时把冬城的脚解开时，盖子的确是一下就打开了。

看来轴的确被拔掉了啊。

105

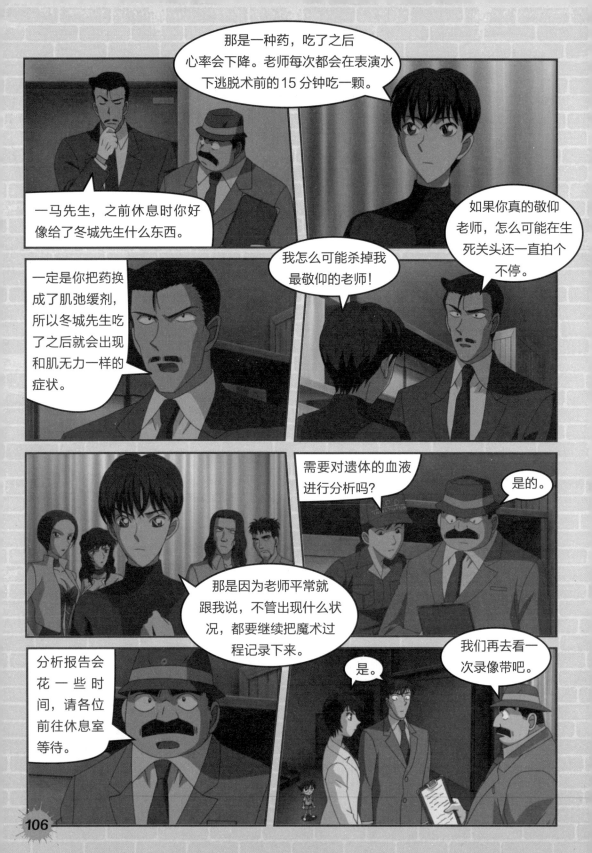

那是一种药，吃了之后心率会下降。老师每次都会在表演水下逃脱术前的15分钟吃一颗。

一马先生，之前休息时你好像给了冬城先生什么东西。

如果你真的敬仰老师，怎么可能在生死关头还一直拍个不停。

一定是你把药换成了肌弛缓剂，所以冬城先生吃了之后就会出现和肌无力一样的症状。

我怎么可能杀掉我最敬仰的老师！

需要对遗体的血液进行分析吗？

是的。

那是因为老师平常就跟我说，不管出现什么状况，都要继续把魔术过程记录下来。

分析报告会花一些时间，请各位前往休息室等待。

是。

我们再去看一次录像带吧。

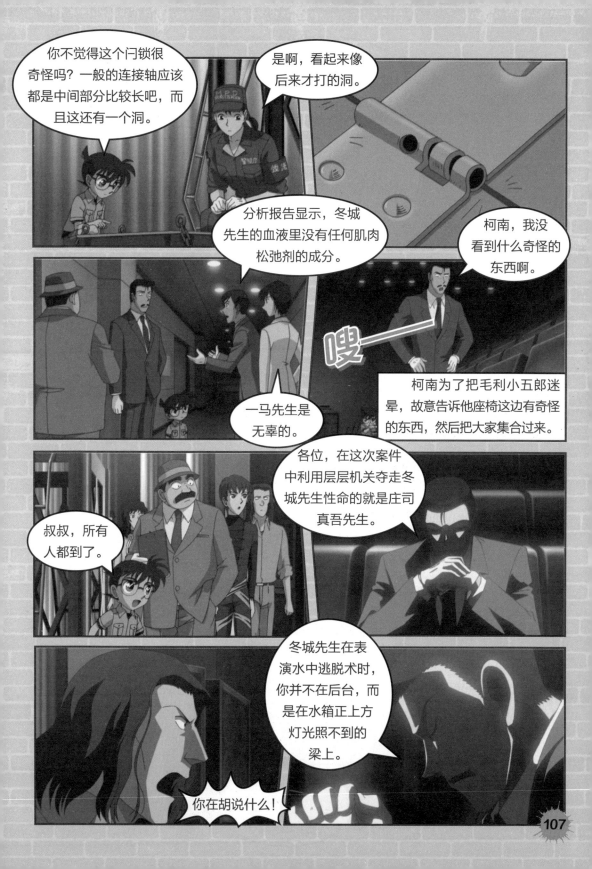

你不觉得这个闩锁很奇怪吗？一般的连接轴应该都是中间部分比较长吧，而且这还有一个洞。

是啊，看起来像后来才打的洞。

分析报告显示，冬城先生的血液里没有任何肌肉松弛剂的成分。

柯南，我没看到什么奇怪的东西啊。

嗖——

柯南为了把毛利小五郎迷晕，故意告诉他座椅这边有奇怪的东西，然后把大家集合过来。

一马先生是无辜的。

各位，在这次案件中利用层层机关夺走冬城先生性命的就是庄司真吾先生。

叔叔，所有人都到了。

冬城先生在表演水中逃脱术时，你并不在后台，而是在水箱正上方灯光照不到的梁上。

你在胡说什么！

107

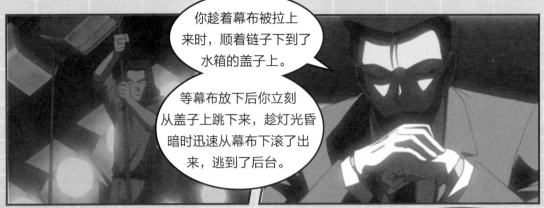

你趁着幕布被拉上来时，顺着链子下到了水箱的盖子上。

等幕布放下后你立刻从盖子上跳下来，趁灯光昏暗时迅速从幕布下滚了出来，逃到了后台。

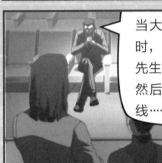

当大家发现情况不对时，你立刻命令长谷先生把冬城先生放开，然后避开所有人的视线……

把偷偷插上的轴拔掉了？

不，事实上庄司先生用的不是轴，而是指环。请警官看一下水箱的盖子的枢纽。

上面有一个很突兀的洞，他可以把拉开的环穿进枢纽的洞里，盖子就不能被打开了。

而这个环，就在庄司先生左手的中指上。

你根本没有我用过这个环的证据！

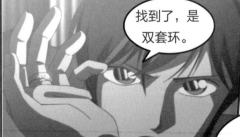

找到了，是双套环。

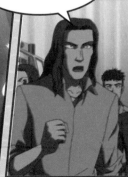

那个环应该有切口，不费力气就能把它分开。

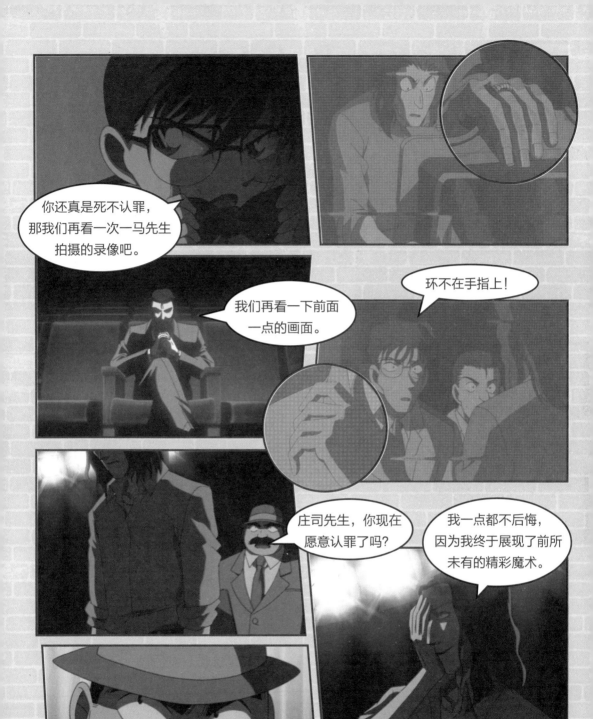

你还真是死不认罪，那我们再看一次一马先生拍摄的录像吧。

我们再看一下前面一点的画面。

环不在手指上！

庄司先生，你现在愿意认罪了吗？

我一点都不后悔，因为我终于展现了前所未有的精彩魔术。

魔术是要给人们带去欢乐的，而你竟然用魔术来杀人。你不仅没资格成为魔术师，更没资格成为一个人。

阿笠博士科学馆

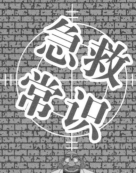

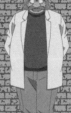
急救常识

欢迎来到"阿笠博士科学馆"，我是发明家阿笠博士。

溺水是生活中的高发事故，尤其是高温夏季，更容易发生溺水事件。当身边有人溺水时，及时且正确的急救方法能挽回一条生命。

这个部分，我们一起来学习急救常识。

 ## 掌握急救方法

溺水了怎么办

溺水是大量的水灌入肺内或因强烈刺激引起喉痉挛，导致窒息或缺氧。如果抢救不及时，溺水者可能在 4~6 分钟内就会死亡。

遇到有人溺水，我们将其救起后要这样做：

第一步：立即清理溺水者口鼻中的泥沙和水草，保持呼吸道顺畅。

第二步：判断溺水者的情况。

如果溺水者意识清醒，就先脱掉溺水者的湿衣服，将其身体擦干，并对其采取保暖措施（炎热的夏季除外）；如果条件允许，可给溺水者盖上毛巾或者毯子。

处理过后，尽快将溺水者送医。溺水能导致许多生理障碍和后续问题，因此无论溺水者状态如何，都应去医院进一步诊疗。

如果溺水者意识丧失，应进行心肺复苏术，同时拨打"120"急救电话。

心肺复苏术

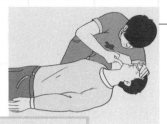

1 打开气道

　　方法：一手放在溺水者前额上，稍用力向后压，另一只手用食指放在患者下颌下沿处，将颌部向上抬起。

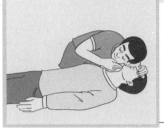

　　保持气道开放 5 ~ 10 分钟，并通过看、听、感觉三种方法，检查呼吸情况。

　　眼：查看溺水者胸部是否有起伏。

　　耳：听溺水者呼吸道有无气流通过。

　　面部：感觉溺水者有无气体排出。

2 人工呼吸

　　方法：保持溺水者气道开放，捏住鼻翼，缓慢、均匀地向溺水者口中吹气。

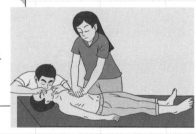

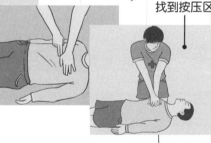

找到按压区

3 人工循环

　　方法：通过胸外心脏人工按压，形成胸腔内外压差，促使血液循环。

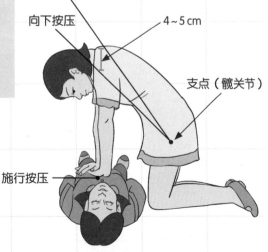

向上放松

向下按压

4~5 cm

支点（髋关节）

施行按压

　　对于各种原因的心搏骤停，心肺复苏术是最实用、最关键的急救术。对于突然倒地的患者，把握好紧急救治的黄金 6 分钟，一般都能保住性命。

创伤止血急救

创伤的处理原则

创伤指由外部因素导致的人体组织或器官损害。较基本的创伤急救包括止血、包扎、固定和搬运。下面介绍几种止血办法。

1. 一般止血方法

用生理盐水冲洗伤口之后，用碘伏消毒，再用无菌纱布包扎伤口。

2. 指压止血法

动脉出血迅速时的一种临时止血法。当较大动脉出血时，用手指按压住出血的血管上方，直至血止住。此方法一般适用于头颈或四肢动脉出血。

3. 止血带止血法

使用绷带、橡皮胶管等物品将出血的肢体扎紧。此方法一般适用于四肢大出血。

4. 加压包扎止血法

将敷料覆盖在伤口上，用外用绷带加压包扎。此方法一般适用于小动脉、静脉以及毛细血管出血。

5. 绞紧止血法

把三角巾折成带形，打一个活结，取一根小棒穿在带子外侧绞紧，将绞紧后的小棒插在活结小圈内固定。此方法一般适用于四肢较大动脉出血。

6. 填塞止血法

将消毒的纱布、棉垫、急救包填塞、压迫在创口处，外用绷带、三角巾包扎。此方法一般适用于软组织内的血管损伤出血的情况，主要是颈部、臀部或其他部位较大而深的伤口。

异物进入呼吸道的急救

吃东西时，一不小心食物就走错了路，进入了呼吸道。这个时候，要第一时间采取急救措施，排出异物。对于不同情况的患者，要采取不同的救助法。

卧位腹部冲击法

适用对象：体型较大或丧失意识的患者

1. 冲击

将患者摆放成平卧位，两手叠放在肚脐上两横指处，连续、快速按压。

2. 检查

每冲击 5 次后，检查一次患者口腔是否有异物排出，如果排出，应立即清除。

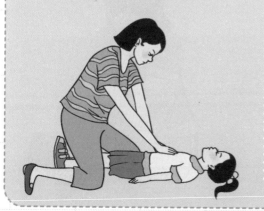

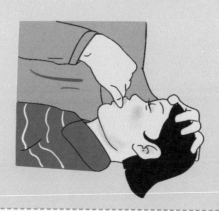

立位腹部冲击法

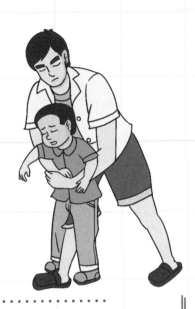

适用对象：意识清晰的患者

1. 从后环抱

让患者站立，弯腰，头部前倾。施救者站在患者身后，一腿在前，位于患者两腿间，另一腿在后伸直，两臂环抱住患者的腰部。

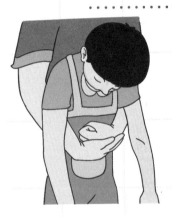

2. 腹部冲击

施救者一手握拳，放在患者肚脐上两横指的上腹部，另一只手压住拳头，然后连续、快速、用力向患者腹部的后上方冲击，直到排出异物。

心肺复苏

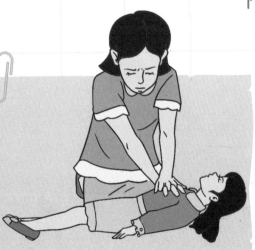

如果在施救过程中，患者已经心搏停止，应立即将他摆放成平卧状态，使用心肺复苏术进行急救。因为患者在心脏骤停之后的 4~6 分钟，会出现不可逆的脑损害，甚至脑死亡。

背部拍击联合胸部冲击法

适用对象：婴儿

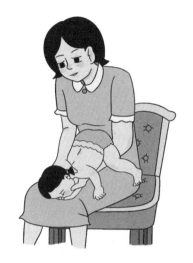

1. 背部拍击

让婴儿面部朝下，头低于身体，放在救护者前臂上，用手拖住其颈部。用另一只手的掌跟在婴儿肩胛骨的位置进行五次拍击。

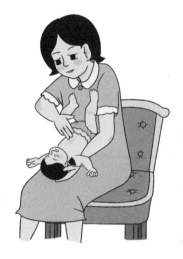

2. 胸部冲击

将婴儿翻转到正面，使其仰卧在前臂，用手将头部固定，用另一只手的两根手指进行五次胸部叩击。

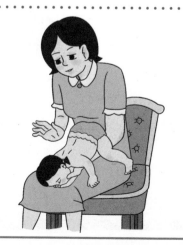

3. 重复操作

重复步骤 1、2，直至异物排出。

一氧化碳中毒怎么办

煤气是许多家庭常用的燃气之一，然而如果操作不当，就容易发生煤气泄漏，从而导致一氧化碳中毒。

煤气中含有一氧化碳气体，这种气体一旦被人体吸入，就会破坏人体内氧分子与血红蛋白的结合，使细胞无法从血液中获得充足的氧气，从而导致窒息，甚至死亡。

我们如果在家里闻到了煤气泄漏的味道，该怎么办呢？让我们看一看下面的步骤吧！

步骤一 保持冷静
发现煤气泄漏后，要保持冷静，才能避免做出错误的举动。

步骤二 保护自己，用湿毛巾掩住口鼻

步骤三 保持通风
打开家中所有门窗，降低家中一氧化碳的浓度。

步骤四 切断源头
关闭煤气的阀门。

警告！

千万不要开关电源。因为开关电源时，会产生火星，可能因此导致爆炸。

骨折的紧急处理

发生骨折事故后，为了不使断骨加重周围组织的损伤，在送往医院的途中，应对伤处进行必要的固定。

手臂骨折的紧急处理方法

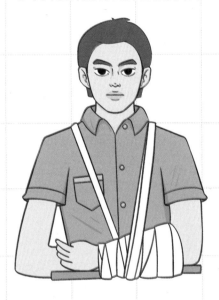

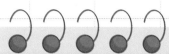

1 将手臂呈屈肘状，用木板、杂志、厚纸板等物品作为夹板。

---

2 用绷带或者毛巾扎牢，固定骨折处前后两个以上关节，防止伤势加重。

---

3 将受伤的手臂用绷带悬在身前，将手臂放在绷带中央，以倒三角的形式悬吊。

小腿骨折的紧急处理方法

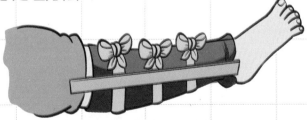

1 用绷带或者三角巾固定这些位置：骨折处两端、膝关节、踝关节、大腿。

2 在膝盖和踝骨之间加衬垫，或者将一个卷好的毯子竖向夹在两腿之间。

3 用三角巾将大腿中部、骨折部位上端和下端固定，在侧面打结。

食物中毒的急救方法

生活中有一些常见的食物会引起中毒。一旦出现食物中毒，就要立刻采取应对措施。

蚕豆中毒

蚕豆中的某些物质会降低人体红细胞内某种物质的含量，从而导致溶血。

表现：全身不适、疲倦乏力、畏寒发热、头晕头痛、恶心呕吐等。

急救方法：当发现蚕豆中毒时，立刻给患者口服泻剂。病情严重的要及时送医。

豆浆中毒

生豆浆中含有胰蛋白酶抑制物、皂素等有害物质，如果豆浆加热不彻底，就会导致中毒。

表现：恶心、呕吐、腹胀、腹痛、腹泻、头晕、乏力。

急救方法：豆浆中毒轻者一般不需要治疗，很快就能自愈。如出现严重脱水症状要及时就医，输液治疗。

蜂蜜中毒

如果野蜂采集了有毒花粉，制成的蜂蜜就可能有毒性。

表现：恶心、呕吐、腹痛、腹泻、发热、心悸、四肢麻木等。

急救方法：如果食用后不久出现中毒症状，要尽早催吐，然后及时就医。

鲜黄花菜中毒

鲜黄花菜中含有秋水仙碱，人食用后在体内容易氧化产生毒素，从而引起中毒。

表现：咽喉、胃部有灼烧感，恶心呕吐，腹痛腹泻，口渴，还会伴随头晕头痛、发冷乏力、麻木抽搐等症状。

急救方法：中毒后要立即催吐，减少人体对有毒物质的吸收。

荔枝中毒

荔枝是一种美味的水果，但吃得太多也会引起中毒，称为"荔枝病"。

表现：饥饿、口渴、头晕、心慌、出汗，严重者可能出现昏迷、抽搐、心律不齐等。

急救方法：吃了荔枝后，如果出现饥饿、无力、头晕等症状，可以吃糖或喝糖水，会很快恢复。病情严重者则需及时就医。

发芽土豆中毒

发芽的土豆中含有龙葵素，这是一种有毒物质，如果吃了很多发芽的土豆，就可能引起中毒。

表现：恶心、呕吐、口咽灼热、上腹部烧灼，严重者可能出现脱水以及休克。

急救方法：吃了发芽土豆出现恶心、头晕等症状，要立刻催吐，或者喝一些醋中和毒性，然后及时就医。

食物中毒的潜伏期都比较短，容易判断出中毒原因，及时采取应对措施就能很快地恢复。

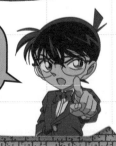

想成为一名洞察世事的优秀侦探，你首先要有足够的知识储备。用知识武装头脑，用科学解开谜题。

　　当出现意外时，我们如果能采取适当的急救措施，就能挽救生命。当有人因为溺水昏厥时，我们会采取心肺复苏术急救。请你根据图片提示，简述心肺复苏术的方法。

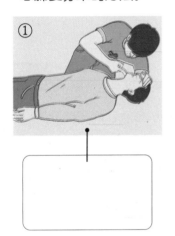

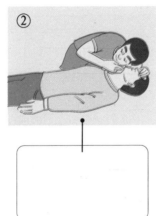

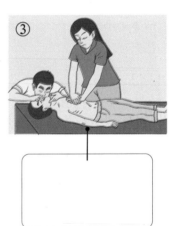

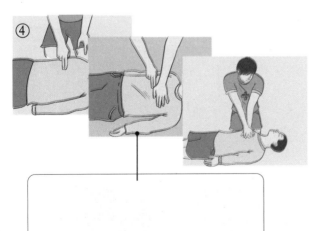

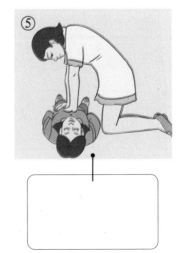

每答对一题得 4 分，共 20 分。

得分合计：＿＿＿＿＿